対人援助職に知ってほしい

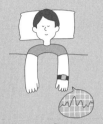

睡眠の基礎知識

支援が変わる眠りのミカタ

山本隆一郎，坂田昌嗣，中島　俊，田中春仁●編著

岩崎学術出版社

目　次

第 0 章　「なぜ」対人援助職に睡眠について知ってほしいのか？ ……………………………………… vii

第 1 章　睡眠に関する基礎知識

第 1 章 第 1 節　睡眠とは ……………………………………………………………………………………… 3
　睡眠の定義「眠っているってどんなこと？」　4
　睡眠の意義：心身の健康と発達　5
　睡眠の問題を適切に扱えるようになるために　7

第 1 章 第 2 節　睡眠ポリグラフ検査から分かる"睡眠の経過" ………………………………… 9
　睡眠を見える化する検査　10
　睡眠検査の王様，PSG　10
　正常な睡眠　10
　各睡眠段階の判定方法　11
　PSG から得られる主な睡眠変数　14
　PSG 結果の注目ポイント　15

第 1 章 第 3 節　覚醒から睡眠への移行のメカニズム …………………………………………… 17
　覚醒と睡眠はどこで生み出されているか？　18
　どのような神経細胞群が覚醒中枢や睡眠中枢を構成しているのか？　18
　覚醒の"維持や安定"に関わるオレキシン　19
　フリップフロップモデルから考える薬の作用や副作用　19

第 1 章 第 4 節　体内時計と睡眠 - 覚醒リズム ……………………………………………………… 23
　生命現象の約 1 日周期のリズムとそれを生み出す体内時計　24
　中枢時計が生み出すリズムの周期は 24 時間より少し長い　24
　中枢時計の同調因子：光（特に青色波長光）　24
　光を浴びるタイミングが重要　25
　睡眠 - 覚醒リズムは中枢時計だけでなく別の体内時計の影響も受ける　26
　体内時計のメカニズムから睡眠 - 覚醒リズムを整えるには　27

第 1 章 第 5 節　よい睡眠とは？ ……………………………………………………………………… 29
　よい睡眠とは？　30
　睡眠健康とは？　30
　まとめ：睡眠のよしあしを捉えるために　33

第 1 章 第 6 節　睡眠習慣や睡眠問題の評価法 ……………………………………………………… 35

睡眠を評価するときの観点　*36*
　　主観にもとづく評価法　*36*
　　客観にもとづく評価法　*38*
　　医療機関等で行われる検査　*39*

第2章　対人援助の場でよく認められる睡眠の困りごとに関する基礎知識

第2章第1節　就学前の子どもによく認められる睡眠の困りごととその対応 …………………… *45*
　　就学前の子どもの睡眠の現状と基本的知識　*46*
　　就学前の子どもの睡眠の問題とその対応　*47*
　　気にしたほうがよい問題や，自然消失するような問題　*48*
　　まとめ　*49*

第2章第2節　児童・生徒によく認められる睡眠の困りごととその対応 ……………………… *51*
　　思春期の児童・生徒に共通する睡眠習慣の特徴　*52*
　　睡眠負債の解消を目的とした朝寝坊が招く社会的時差ぼけ　*52*
　　睡眠負債と社会的時差ぼけによる健康影響　*53*
　　睡眠負債の軽減策としての学校での睡眠健康教育　*53*
　　思春期の児童・生徒に起こりやすい睡眠障害　*55*

第2章第3節　大人によく認められる睡眠の困りごととその対応 ………………………………… *57*
　　児童青年期から成人期にかけての睡眠の変化　*58*
　　成人の睡眠障害　*59*
　　精神疾患の併存　*61*

第2章第4節　高齢者によく認められる睡眠の困りごととその対応 …………………………… *63*
　　高齢者の睡眠の特徴　*64*
　　高齢者に認められる睡眠問題　*65*
　　他の疾患と併存して生じやすい睡眠問題　*66*
　　高齢者への援助職が睡眠問題にどのようにかかわるか　*66*
　　家族介護者における不眠の負担軽減　*67*

第2章第5節　身体疾患に併存する睡眠の困りごととその対応 …………………………………… *69*
　　身体疾患と睡眠の困りごととの双方向性　*70*
　　対応方法　*74*

第2章第6節　精神疾患に併存する睡眠の困りごととその対応 …………………………………… *75*
　　精神疾患に併存する睡眠の困りごととその対応　*76*
　　対人援助職のアセスメントや支援上のアドバイス　*79*

第2章第7節　神経発達症に併存する睡眠の困りごととその対応 ………………………………… *81*
　　神経発達症と睡眠　*82*
　　ADHDやASDと併存する睡眠の問題　*82*
　　神経発達症に併存する睡眠の問題のアセスメント　*83*

神経発達症に併存する睡眠の問題に対する支援　*83*

おわりに　*85*

第3章　さまざまな睡眠の困りごとに対する理解と支援・治療に関する基礎知識

第3章 第1節　睡眠障害の種類と概要 …………………………………………… *89*

睡眠障害の診断分類　*90*

(1) 眠れない悩み　*91*

(2) 眠い悩み　*91*

(3) 起きられない悩み　*93*

(4) 眠っている間に活動してしまう悩み　*93*

面接による見立ての基本　*94*

第3章 第2節　不眠（眠りたいけど眠れない）とは？ ……………………………… *97*

不眠とは？　*98*

不眠"症"とは？　*98*

不眠がもたらす心身への悪影響　*98*

不眠の疫学　*99*

きっかけのある一時的な不眠への対応　*99*

不眠が慢性化している場合の対応　*100*

第3章 第3節　不眠に対する薬物療法 …………………………………………… *103*

不眠に対する薬物療法　*104*

睡眠薬使用に対する不安：常用量依存・認知症リスク　*107*

睡眠薬を用いた治療における出口戦略　*107*

第3章 第4節　不眠に対する理解と支援 ………………………………………… *111*

不眠に対する理解と支援　*112*

不眠症状を長引かせる要因について　*112*

不眠に対する認知行動療法について　*113*

アセスメント　*113*

睡眠衛生指導　*114*

認知的介入法　*114*

リラクセーション法　*115*

刺激制御法　*115*

睡眠制限法　*116*

他の疾患に併存する不眠に対する認知行動療法の効果　*116*

第3章 第5節　過眠（日中，眠くてしょうがない）とその医学的治療 …………… *119*

なぜ，眠くてしょうがなくなる？　*120*

睡眠不足症候群　*121*

睡眠時無呼吸症　*123*

ナルコレプシー　*124*

特発性過眠症　*126*
　　　反復性過眠症　*126*

第3章 第6節　過眠に対する理解と支援 …………………………………………………… *129*
　　　ナルコレプシーや特発性過眠症をとりまく心理社会的問題　*130*
　　　ナルコレプシーや特発性過眠症に関するマネジメントと心理社会的支援　*130*
　　　睡眠不足症候群について　*133*

第3章 第7節　概日リズム睡眠問題（社会生活のスケジュールに合わせることが難しい）とは？ … *135*
　　　概日リズムに関する睡眠の問題　*136*
　　　内因性の概日リズムの問題　*136*
　　　外因性の概日リズムの問題　*138*
　　　概日リズムの問題への対処の基本的な考え方　*139*

第3章 第8節　概日リズム睡眠問題に対する治療や支援 ……………………………… *141*
　　　概日リズム睡眠問題を正確に把握するために　*142*
　　　概日リズム睡眠問題に対する高照度光療法　*142*
　　　睡眠・覚醒相のシフトを目的とした睡眠スケジュール法　*143*
　　　アンカー睡眠の設定　*144*
　　　起床行動を確立するための工夫　*144*
　　　睡眠・覚醒相を後退させないための夜の生活習慣の見直し　*145*
　　　概日リズム睡眠問題の再発予防に向けて　*145*

第3章 第9節　睡眠時随伴症（睡眠中の異常な行動や体験）とその治療ならびに支援 ………… *147*
　　　はじめに　*148*
　　　睡眠時随伴症とは　*148*
　　　（ノンレム睡眠からの）覚醒障害　*149*
　　　レム睡眠行動障害　*150*
　　　その他の睡眠時随伴症　*151*
　　　睡眠時随伴症が疑われた場合の対応　*151*

第3章 第10節　睡眠関連運動障害（睡眠前や睡眠中に身体が動いてしまう問題）とその治療ならびに支援 ……………………………………………………………………… *153*
　　　睡眠関連運動障害とは？　*154*
　　　「寝床で脚がむずむずして眠れない」むずむず脚症候群とは？　*154*
　　　「睡眠中に脚がぴくぴく動いて目覚めてしまう」周期性四肢運動障害とは？　*155*
　　　「睡眠中に歯をギリギリと擦る・カチカチと嚙む」睡眠関連歯ぎしりとは？　*156*
　　　支援の対象者に睡眠関連運動障害が疑われたら？　*156*

　　索　引 ………………………………………………………………………………………… *159*

本文イラスト：浅沼比奈子ほか

第0章

「なぜ」対人援助職に睡眠について知ってほしいのか？

山本 隆一郎

はじめに

本書を手に取っていただきありがとうございます。本0章では，本書の企画背景や目的，本書の特徴やおすすめの活用の仕方についての少し長いプロローグをしたためております。読者の皆様の活用に役に立つものと考えておりますので，少しの時間お付き合いいただけますと幸いです。

本書の企画背景・目的

本書は，公認心理師や看護師，精神保健福祉士，保健師，養護教諭，介護士などの対人援助の専門職に就かれている方やこれらの専門職を目指されている学生さん，専門職を養成されている先生方に向けて，知っておいてほしい「睡眠」についての基礎知識をまとめたものになります。

対人援助のお仕事をされている方は，支援の対象となる方から，「夜なかなか眠れなくてつらい」「しっかり眠っているはずなのに眠くて困る」「眠っている時におかしなことが起こって心配（家族に呼吸が止まっていると言われる，悪夢をみる，金縛りにあうなど）」といった睡眠に関する困りごとを耳にされたことはないでしょうか？ また，「健康のためには何時間眠ればいいの？」「睡眠薬は飲んでいても大丈夫？」といった睡眠に関する質問を受けたことはないでしょうか？ きっと多くの方が経験されていると思います。では，これらの困りごとや疑問に出会った時にどのように対応されているでしょうか？

睡眠が心身の健康を保つ上で最も重要なものの一つであることに疑いのある方はいないでしょう。また，さまざまな困りごとに付随して睡眠問題が認められることが少なくないということも感じられていることでしょう。さらに，睡眠問題は，それ自体がクオリティ・オブ・ライフを低下させるだけではなく，身体疾患や精神疾患の発症・維持・増悪にも関連しているということも日々実感されているかと思います。一方で，睡眠や睡眠問題について理解を深め，適切な声掛けや支援を行うことの重要性を感じつつも，「どのように勉強すればよいか？」「どのように理解し支援を考えたらよいか？」がわからないと悩まれている方が多いのではないかと思います。

こうした悩みの背景として以下の3つがあると思います。

背景1：対人援助職の養成課程における睡眠について学ぶ機会の少なさ

公認心理師の養成カリキュラムを例にとると，睡眠について学ぶことを明確化した科目は設定されておらず，公益社団法人日本心理学会の提案する標準シラバス（2018年8月22日版）においても「健康・医療心理学」と「精神疾患とその治療」の小項目の一部において睡眠障害，睡眠 - 覚醒障害が取り上げられている程度です。

背景2：睡眠の知識を学ぶことに対するハードルの高さ

　日々の対人援助の経験から必要性を感じ，いざ睡眠や睡眠障害をしっかりと専門的に学ぼうとしても，専門的な文献を理解するためには脳波や電気生理学的な基礎知識，さまざまな生理現象やその背景にある時間生物学的な知識などが必要となり，多くの方にとって学ぶことのハードルが高いのではないかと推察されます。

背景3：明快な答え・ハウツーと事例個別的な支援への応用との乖離

　睡眠や快眠法は，多くの方が関心を寄せているテーマであることから，多数の一般書やメディアなどでよく取り上げられています。そこでは，平易な表現で解説されており，「明快な答え」や「わかりやすいハウツー」が提供されることが多いように思います。こうした答えやハウツーは，認知的節約になり，すぐに役に立つような気がして便利に感じます。ただし，これらの中には十分な科学的知見の蓄積に基づくものもありますが，（嘘や誤りではないけれども）選択的に抽出した知見を過度に一般化したものが含まれていることも少なくありません。また，「答えやハウツーが機能する文脈」についての情報は省略されがちであり，一人一人異なる文脈をもつ支援の対象となる方への応用がきかず，結局「この人には合わない」ということにもつながります。

　こうした背景を踏まえて，「睡眠について勉強をして，現場で応用することは大切だ」と感じつつも，「時間的にも認知的にも多大なコストをかけることは厳しい」，けれども「睡眠に問題や疑問を抱えている方への支援や声掛けを自分でも考えられるようになりたい」という対人援助職の方のための，一般書と専門書を架橋するような資料を提供したいと考えました。これこそが本書の企画背景と目的になります。

本書の特徴とおすすめの活用の仕方

　この目的を達成するために，本書は以下のような特徴をもった構成になっています。

特徴1：睡眠や睡眠問題の基礎知識から理解と支援・治療までを網羅

　本書は全3章から構成されています。第1章「睡眠に関する基礎知識」では，睡眠という生命活動の背景メカニズムや睡眠を評価する観点ならびにその方法について解説をしています。第2章「対人援助の場でよく認められる睡眠の困りごとに関する基礎知識」では，支援対象者の特徴（年齢や併存している問題）ごとの睡眠問題の特徴について解説をしています。第3章「さまざまな睡眠の困りごとに対する理解と支援・治療に関する基礎知識」では，支援対象者が訴える睡眠問題や症状ごとの理解と支援や治療について解説をしています。

特徴2：各節完結型の構成

　本書は全23節から構成されています。忙しい対人援助職の方が，知りたいテーマに合わせて読むことができるよう，「各節完結型で」「短く」「睡眠についての予備知識がなくても読むことができる」ことを意図して執筆されています。また，各節の扉ページには節の内容を要約，もしくは重要な部分をピックアップしたインフォグラフィックをつけています。まずはインフォグラフィックで要点を摑んでから本文を読むと理解が深まります。

特徴3：知識だけでなく対人援助の現場での実践のヒントが豊富

　各節では，各テーマについての知識（睡眠や睡眠問題の知識）と実践（対人援助場面での判断，理解，支援）を架橋することを意識して執筆されています。節の内容について単に知識の解説

だけではなく,「この知識はどんなことに応用できるのか？」,「支援の対象となる方の訴えを理解するためにどんな点に留意をする必要があるか？」,「対人援助職にできる支援や声掛けは具体的にどのようなことか」,「訴えがどのような時には医師に繋いだ方がいいのか？」というヒントが豊富にちりばめられています。各執筆者は，実際に睡眠問題に対する支援や治療を行っており，豊富な知識と経験に裏付けられたヒントが得られます。

本書は，こうした特徴を持っているため，もちろん第1章から順に読んでいただいても基礎から実践応用へと理解が深まりますが，読みたいところを「つまみ読み」していただくことがおすすめです。また，対人援助の場でさっと要点を確認するために各節のインフォグラフィックを活用していただくのもよいでしょう。なお，特徴に示した意図に基づく章節構成のため，複数の節で同じ話題に対する各節の視点からの解説があることも少なくありません。特に第2章は支援対象者の特徴→睡眠問題，第3章は睡眠問題の訴え→併存する問題や訴える方の特徴について書かれています。異なった角度からの解説を読むことで，さらに理解が深まったり，繰り返し出現する話題の重要性を感じていただけるようになっています。

最後に（後書きに代えて）

本書の企画背景・目的に記したような資料を対人援助職向けに作成できないか？ と考えていた時に，以前から親交のあった坂田昌嗣先生，中島俊先生，田中春仁先生と「じゃあ作ってみよう！」と意気投合したのが本書のきっかけでした。最初は資料の形態として書籍刊行を目指していたわけではありませんでしたが，その後，岩崎学術出版社とつながりを持つことができ，前川千亜理様・長谷川純様に本書の出版をお世話していただきました。そして，各節のテーマに関して，現場で支援者・治療者として携わり，また研究もされている多くの先生方にご協力いただき「一般書と専門書を」，また「知識と実践を」架橋する内容をご執筆いただきました。多くの方のご協力にこの場をお借りして御礼を申し上げます。本書が対人援助職の皆様のお役に立ち，支援を必要とされる方の健康に寄与することを祈念しております。

第1章
睡眠に関する基礎知識

第1章第1節

睡眠とは

坂田 昌嗣

私たちがなぜ眠るのか？ まだわからないことも多いが，睡眠が妨げられることにより広範囲で心身機能に支障が生じる

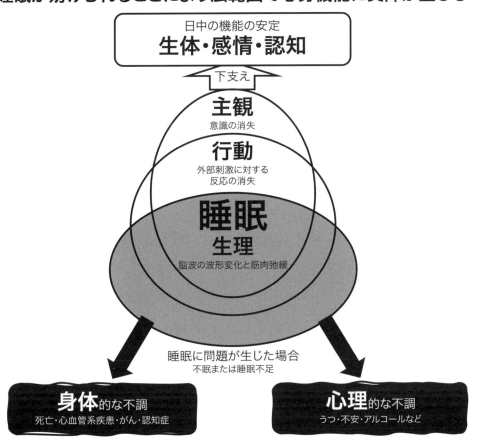

- 睡眠は主観的・行動的・生理的の3つの観点から定義されるが，三者は必ずしも一致しないことがある
- 睡眠は日中の心身の機能の安定に関与し，問題が生じた場合に身体的・心理的不調の因子となる
- 睡眠が扱えるようになると，見立てや支援のレパートリーが豊富になる

睡眠の定義「眠っているってどんなこと？」

主観的睡眠

　その人が眠っているか起きているか，いつも私たちは何をもとに判断しているでしょうか？睡眠は意識に関わることなので，「眠っている」という判断は自分に対するときと他人に対するときとで，普段私たちは違う物差しを使っていることがわかります。自分の場合はリアルタイムで「今眠っている」とわかることは少なく，起きた後に思い返したときに，記憶がない，意識がない，「ぐっすり寝た」という感覚によって「昨晩は眠っていた」「一睡もしなかった」と事後的に判断しています。私たちが日常生活の中で扱う睡眠は，このような素朴な感覚によって判断される「主観的睡眠」です。支援者としては，主観的睡眠こそが，支援の対象者から最初に訴えられる重要な手がかりです。とくに不眠症の診断と介入においては，現状では客観的な睡眠状態よりも主観的な睡眠感とそれによる苦痛がより重視されています[1]。

行動的睡眠

　一方，私たちは他人に対しては，目を瞑っている，寝息をしている，声掛けをしたり，物理的に触れたり揺さぶったりしても反応しなくなる，などそのときに外から見える特徴によって眠っているか否かを推測しています。このような外的な刺激に対して反応が低下または消失する状態，また随意的な運動が消失する状態として，外から見た目で判断する睡眠を「行動的睡眠」と呼ぶことにします。もし支援の対象者に同居者がいる場合，彼らが観察した行動的睡眠は，夜間の眠りの状態を知る重要な手掛かりになります。また，リストバンド型の活動量計などによっても睡眠状態を推定することが可能です[2]。

生理的睡眠

　より生理的な次元では，明らかに覚醒時と異なる脳波と筋電図の動きから眠っているか否かを判定します。生理的睡眠は，脳波は睡眠時の状態なのに急速に眼球が動くレム（rapid eye movement：REM）睡眠と，それ以外のノンレム睡眠に分類され，一晩の睡眠の間に周期的に両者が繰り返されています。専門家のいう睡眠の定義はこちらが使われることが多いですが，前述の2つと区別するために，「生理的睡眠」と便宜的に呼ぶことにします。

　対人援助の場面で睡眠の問題を扱ううえで重要なのは，主観的睡眠は必ずしも行動的睡眠，また生理的睡眠を反映しないということです。とくに，不眠症，睡眠時無呼吸，睡眠関連運動障害，過眠症やナルコレプシー，睡眠時随伴症などの何らかの睡眠障害があると，主観的な睡眠と生理的睡眠が一致しにくくなります[3]。「一睡もできていない」という人が同居者から見ると寝息をしながら眠っていた，あるいは脳波を測ると明らかに睡眠時の波形が表れていた，ということは特に珍しいことではありません。反対に，私たちの正常睡眠でも，生理的に毎晩複数回の中途覚醒を経験しています。睡眠脳波的には，健康成人でも夜間に48分ほどは途中で目が覚めている時間があることが分かっています[4]。しかし，多くの人は「一回も起きずにぐっすり眠っていた」

と感じていてそんなことは覚えていません。すべてがそうではないですが，中途覚醒そのものは正常な夜間の睡眠の一部なのです。中途覚醒を心配する人に対しては，このことは共有しておくといくらか気楽になることができることでしょう。また，このように主観‐行動‐生理それぞれの水準でギャップがあることを知っておくと，心配している睡眠の問題がどの水準で生じているのかを見極めるのに役立ちます。

　また，睡眠の問題の種類によって，主観‐行動‐生理のどの次元を重視するかが異なります。代表的な睡眠障害である不眠症の診断ではあくまで自覚的な寝つきの悪さや疲労が回復しないといった主観的睡眠が重視される一方，睡眠時無呼吸の診断では，いびきや呼吸の停止といった行動的睡眠，そして脳波上の睡眠の中断といった生理的睡眠から判断することとなります。

睡眠の意義：心身の健康と発達

　ヒトはなぜ眠るのでしょうか？　さまざまな研究が蓄積された現在でも，はっきりとした答えはわかっていません。しかし，眠りが妨げられることで私たちの心身に負担が生じることがわかっています。ここでは，身体，心理，そして発達の側面から睡眠と健康との関係で，これまでに主に臨床疫学的な研究からわかっていることを紹介していきます（**図1**）。

　ここで気をつける点は，データを読み取るうえで「睡眠不足」と「不眠症」は明確に区別する必要があるということです。確かに，両者ともに睡眠時間が短時間となってしまう，そして結果として日中の活動に何らかの支障が出てくるといった傾向は似ています。しかし，睡眠不足では

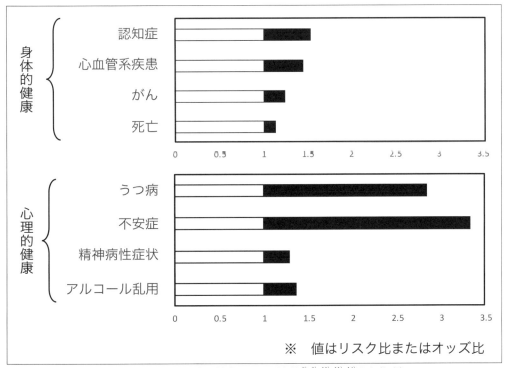

図1　不眠症と心身の健康リスク（文献[8), 9), 10), 11), 14)]より作成）

横になればすぐに眠くなるものの，夜間に何らかの活動をしたり，眠るための時間が削られたりした結果，生理的に必要な量より睡眠が少なくなります。一方の不眠症では，睡眠のための十分な時間が確保されており（大抵は必要以上に確保されています），その時間本人が眠りたいと思っているにもかかわらず，眠れなくなっている状態です。つまり睡眠不足は「眠らない」状態で，不眠症は「眠れない」状態です。

睡眠と身体的健康

睡眠に何らかの問題があると，短期的には身体的負荷を及ぼし，長期的には各種身体疾患の発症を予測する危険因子となります。適切な睡眠時間が確保できないと，血中の炎症反応が高まり，免疫反応の低下がみられます[5]。それらが日常的に蓄積すると，心血管系の疾患，糖尿病，肥満などに関与すると考えられています。世界中の長期的の追跡研究をまとめると，睡眠時間7時間を基準としたときに，それより短い人は，1.1倍死亡しやすく，1.4倍糖尿病を，1.3倍高血圧や冠動脈疾患を発症しやすいことがわかっています[6]。一方で，7時間より長い人も1.4倍死亡しやすく，1.3倍糖尿病や心疾患に，1.5倍脳卒中に，1.2倍冠動脈疾患になりやすいことがわかっています[7]。このように，疫学的に見ると睡眠時間がこれらの疾患の発症しやすさに関係はしているものの，個人レベルで健康の危険が迫っているという実感は持ちにくいものです。一方，不眠症も，心疾患[8]，がん[9]，認知症[10]そして死亡[11]の危険因子となっています。しかし，これらの観察研究で取り扱う睡眠状態は，その後の健康状態を何らか予測する因子ではあるものの，因果関係があることを確証することはできません。両者に対してほかの要因が関与していて，見かけ上つながりがあるように見えているかもしれないためです（例えば過労や食生活の乱れなど）。

睡眠と心理的健康

睡眠の影響をより実感しやすいのは，身体的な影響よりも心理的な影響でしょう。睡眠が不足していると，私たちはしばしば注意力が低下していることを実感します。ひどくなると日中に眠気を感じ，自動車の運転中の衝突事故の遠因になったりします[12]。また，私たちの日中の感情を整理するのに，睡眠，とくにレム睡眠が積極的な役割を果たしており，日常生活での感情や対人関係の安定をもたらすと考えらえています[13]。

一方，長期的には，睡眠時間よりも主観的な安眠感の方が心理的健康に関わっています。睡眠時間とうつ病の発症との関連はまだ明らかでない一方[6,7]，不眠症は各種精神疾患の発症の危険因子であることが分かっています。その関連性は身体疾患より強く，不眠症の人は，そうでない人に比べうつ病だと2.8倍，不安症だと3.3倍発症しやすくなります。また，それらよりは関連が弱いものの，アルコール依存症だと1.4倍，精神病性障害だと1.3倍発症しやすくなります[14]。

上記身体疾患リスクと同様，これらの観察研究からは因果関係の確証はありませんが，介入研究の結果，睡眠の改善は心理的健康を改善することが分かってきています。例えば，近年不眠を治療することでうつ病を一定程度予防できることがわかっており，不眠がうつ病の一因となるという因果関係はあるといえそうです[15]。また，各種心身の疾患と併存する不眠を治療することで，それらに随伴する抑うつや不安と言った心理症状を軽減することがわかっています[16]。したがって，睡眠を改善することは，対象者のメンタルヘルス全般を向上させる可能性を秘めています。

睡眠と心身の発達

　人間が子どもから大人に成長していく上で，睡眠が心身の発達に重要な役割を担っていることが知られています。身体的には，睡眠は成長ホルモンの分泌と関連し，疲労の回復や骨格の成長に関与しています[17]。また，睡眠を十分にとることは，学齢期の認知機能の発達や学習にとって，重要な要素の一つです。睡眠時間は全般的知能とは関連しないものの，計画的に行動を起こすための実行機能，マルチタスクを処理する能力，また学業成績にも関わっています[18]。つまり，睡眠不足は子どもの認知的特性を形作るというよりは，一時的な認知機能の低下をもたらすと考えられます。しかし，そのような睡眠不足が積み重なると，学業，対人関係，感情調整などを身につけやすい重要な時期に十分な学習能力が発揮できないことになります。

　一方，これまでの介入研究の知見によると，学齢期の児童や青年に対して十分な睡眠を確保できるようにすると，学習したことを保ちやすくし，記憶機能を改善することがわかっています[19]。また，注意欠如多動症といった障害を持つ子どもに対しても，睡眠を確保するための介入が，不注意や多動の症状の改善をもたらすことも報告されています[20]。このように，眠りの改善を促す支援は，子どもの心身の成長にも貢献しうるのです。

睡眠の問題を適切に扱えるようになるために

　このように睡眠は，心身のバランスと成長に関わる重要な機能ですが，さまざまな理由で問題が生じます。眠りの困りごとの多くは，「眠れない」「起きられない」「眠い」「休まらない」といった形で訴えられます。それぞれの背後には，異なる睡眠障害や心身の疾患が隠れていることがあります。例えば，不眠も日中の過度な眠気もうつ病の1つの症状ですし，日中の過度な眠気は，睡眠不足が原因であることもあれば，睡眠時無呼吸や特発性過眠症が隠れていることもあります。これら眠りの訴えを手がかりとして，心身にどんな健康の問題が生じているのか，推しはかる必要があります。

　また，さまざまな心理的問題の背景に睡眠の問題が隠れていることもあります。例えば日中の集中力が続かない，不安になりやすい，怒りやすいなどの訴えの背景には，睡眠の量的な不足があるかもしれません。しかし，多くは本人や周囲がそれらの問題と睡眠とが繋がっていると気づきにくいものです。支援の対象になる人から日中の感情や集中困難の訴えを聞いたときは，その人がどれくらい眠れているのか，どれくらい生活が規則的か，眠気はどうかなど聞いてみると，解決の糸口が見つかるでしょう。

関連トピック　第1章第2節，第1章第5節，第3章第1節

引用文献
1) Sateia, M.J., International classification of sleep disorders-third edition: highlights and modifications, Chest,

Vol.146, No.5, 1387-1394, 2014.
2) Smith, M.T., McCrae, C.S., Cheung, J., Martin, J.L., Harrod, C.G., Heald, J.L., Carden, K.A., Use of Actigraphy for the evaluation of sleep disorders and circadian rhythm sleep-wake disorders: An American Academy of Sleep Medicine systematic review, meta-analysis, and GRADE assessment, Journal of Clinical Sleep Medicine, Vol.14 No.7, 1209-1230, 2018.
3) Trimmel, K., Eder, H.G., Böck, M., Stefanic-Kejik, A., Klösch, G., Seidel, S., The (mis) perception of sleep: Factors influencing the discrepancy between self-reported and objective sleep parameters, Journal of Clinical Sleep Medicine, Vol.17, No.5, 917-924, 2021.
4) Boulos, M.I., Jairam, T., Kendzerska, T., Im, J., Mekhael, A., Murray, B.J., Normal polysomnography parameters in healthy adults: a systematic review and meta-analysis, Lancet Respiratory Medicine, Vol.7, No.6, 533-543, 2019.
5) Faraut, B., Boudjeltia, K.Z., Vanhamme, L., Kerkhofs, M., Immune, inflammatory and cardiovascular consequences of sleep restriction and recovery, Sleep Medicine Reviews, Vol.16, No.2, 137-149, 2012.
6) Itani, O., Jike, M., Watanabe, N., Kaneita, Y., Short sleep duration and health outcomes: A systematic review, meta-analysis, and meta-regression, Sleep Medicine, Vol.32, 246-256, 2017.
7) Jike, M., Itani, O., Watanabe, N., Buysse, D.J., Kaneita, Y., Long sleep duration and health outcomes: A systematic review, meta-analysis and meta-regression, Sleep Medicine Reviews, Vol.39, 25-36, 2018.
8) Sofi, F., Cesari, F., Casini, A., Macchi, C., Abbate, R., Gensini, G.F., Insomnia and risk of cardiovascular disease: A meta-analysis, European Journal of Preventive Cardiology, Vol.21, No.1, 57-64, 2014.
9) Shi, T., Min, M., Sun, C., Zhang, Y., Liang, M., Sun, Y., Does insomnia predict a high risk of cancer? A systematic review and meta‐analysis of cohort studies, Journal of Sleep Research, Vol.29, No.1, e12876, 2020.
10) de Almondes, K.M., Costa, M.V., Malloy-Diniz, L.F., Diniz, B.S., Insomnia and risk of dementia in older adults: Systematic review and meta-analysis, Journal of Psychiatric Research, Vol.77, 109-115, 2016.
11) Ge, L., Guyatt, G., Tian, J., Pan, B., Chang, Y., Chen, Y., Li, H., Zhang, J., Li, Y., Ling, J., Yang, K., Insomnia and risk of mortality from all-cause, cardiovascular disease, and cancer: Systematic review and meta-analysis of prospective cohort studies, Sleep Medicine Reviews, Vol.48, 101215, 2019.
12) Abe, T., Komada, Y., Nishida, Y., Hayashida, K., Inoue, Y., Short sleep duration and long spells of driving are associated with the occurrence of Japanese drivers' rear-end collisions and single-car accidents, Journal of Sleep Research, Vol.19, No.2, 310-316, 2010.
13) Goldstein, A.N., Walker, M.P., The role of sleep in emotional brain function, Annual Review of Clinical Psychology, Vol.10, 679-708, 2014.
14) Hertenstein, E., Feige, B., Gmeiner, T., Kienzler, C., Spiegelhalder, K., Johann, A., Jansson-Fröjmark, M., Palagini, L., Rücker, G., Riemann, D., Baglioni, C., Insomnia as a predictor of mental disorders: A systematic review and meta-analysis, Sleep Medicine Reviews, Vol.43, 96-105, 2019.
15) Irwin, M.R., Carrillo, C., Sadeghi, N., Bjurstrom, M.F., Breen, E.C., Olmstead, R., Prevention of incident and recurrent major depression in older adults with insomnia: A randomized clinical trial, JAMA Psychiatry. Vol.79, No.1, 33-41, 2022.
16) Wu, J.Q., Appleman, E.R., Salazar, R.D., Ong, J.C., Cognitive behavioral therapy for insomnia comorbid with psychiatric and medical conditions: A meta-analysis, JAMA Internal Medicine, Vol.175, No.9, 1461-1472, 2015.
17) Van Cauter, E., Copinschi, G., Interrelationships between growth hormone and sleep, Growth Hormone IGF Research, Vol.10, Suppl B, S57-62, 2000.
18) Astill, R.G., Van der Heijden, K.B., Van Ijzendoorn, M.H., Van Someren, E.J., Sleep, cognition, and behavioral problems in school-age children: A century of research meta-analyzed, Psychological Bulletin, Vol.138, No.6, 1109-1138, 2012.
19) de Bruin, E.J., van Run, C., Staaks, J., Meijer, A.M., Effects of sleep manipulation on cognitive functioning of adolescents: A systematic review, Sleep Medicine Reviews, Vol.32, 45-57, 2017.
20) Larsson, I., Aili, K., Lonn, M., Svedberg, P., Nygren, J.M., Ivarsson, A., Johansson, P., Sleep interventions for children with attention deficit hyperactivity disorder (ADHD): A systematic literature review, Sleep Medicine, Vol.102, 64-75, 2023.

第1章第2節

睡眠ポリグラフ検査から分かる"睡眠の経過"

山本 浩彰・田中 春仁

睡眠ポリグラフ検査
=
睡眠中の複数の生体信号を連続記録する検査

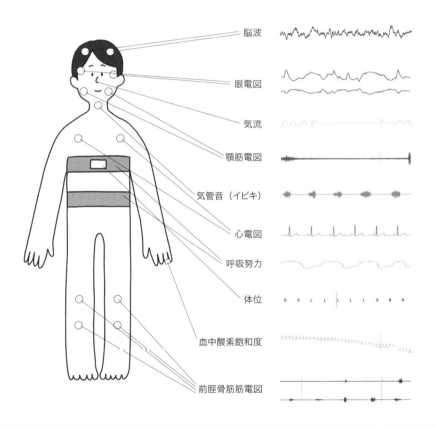

睡眠ポリグラフ検査を行うことによって…

- 脳波を元に睡眠中のノンレム睡眠の3段階，レム睡眠段階，覚醒を判定することができる
- 複数の生体信号を元に，呼吸の異常や異常行動を検出することができる
- 得られる睡眠変数や生体情報が，睡眠障害の病態理解，重症度，そして支援の案出に役立つ

睡眠を見える化する検査

　眠っているかどうかは主観的なものであり客観的なのものでもあります。その客観性を数値化するためには，睡眠や覚醒に関する様々な生理学的検査が有用です。それらの検査の中で，最も重要である"睡眠ポリグラフ検査（polysomnography：PSG）"，および，そこから得られる客観的指標（睡眠変数）を解説していきます。

睡眠検査の王様，PSG

　PSGとは，複数（ポリ）の生体信号を終夜にわたり連続記録しグラフ化する検査です。標準的には脳波，眼球運動，顎筋電図，前脛骨筋筋電図，心電図，気流，呼吸努力，気管音（イビキ），体位，血中酸素飽和度を測定します。終夜記録された各グラフ（波形）を一定のルール[1,2]に従い目視判定（解析）を行うことで入眠潜時，睡眠時間，中途覚醒時間，起床時刻，睡眠効率，無呼吸・低呼吸の回数および指数（1時間あたりの回数），下肢運動回数・指数などを客観的データとして算出することができます。さらには，睡眠中の動画・音声も同時記録しておくことにより，**レム睡眠行動障害，睡眠時驚愕症，睡眠時遊行症，睡眠関連摂食障害**など**睡眠時随伴症**を評価する上で有用な情報を得ることができます。PSGは基本的には医療機関に入院して，専門の検査技師が常に確認しながら行うのが安全管理上望ましいです。一方，自宅にて簡易的に睡眠呼吸障害を評価する検査が非専門医療機関で実施されています。しかし，入院して施行するPSGに比べて得られる情報が少ないことから，適切な運用のためには，注意が必要です[3,4]。

正常な睡眠

　睡眠は以下のような段階が典型的です。各睡眠段階（stage）は主に**脳波波形**をもとに判定されます。
- stage N1（"N"は"Non REM（ノンレム）"の頭文字です）

　最初に現れる睡眠段階です。睡眠時間全体の約10〜20％を占めます。この段階ではまだ，話しかけられても聞こえていますが，徐々に意識が薄れていきます。いわゆる，"ウトウトしている"状態です。覚醒時と比較し，血圧，脈拍が低下してきます。
- stage N2

　N1の次に現れます。睡眠時間全体の約50％を占めます。外部刺激に対する応答もN1と比較して鈍くなっています。いわゆる，"スヤスヤ眠っている"状態です。血圧，脈拍もさらに低下します。
- stage N3

　N2の次に現れます。若年成人者では睡眠時間全体の約20％を占めますが，加齢とともに減少

していきます。また，睡眠前半の1/3に多く出現します。外部刺激に対する応答もN2よりさらに低下し，いわゆる，"グッスリ眠っている"状態です。血圧，脈拍も最低となります。

- stage R（"R"は"REM（レム）"の頭文字です）

一つの睡眠サイクルの最後に出現します。睡眠時間全体の約20％を占め，睡眠の後半で多く出現します。なお，REMは急速眼球運動（rapid eye movement）の略であり，stage Rでは目が活発に動きます。stage Rは眠っているのに，脳波で見ると覚醒時に近い形状をしているので，**"逆説性睡眠"** とも呼ばれたりします。筋肉は弛緩しています。この段階で起こされた時，夢の詳細を覚えていることが多いことから，夢を見ている睡眠段階とされています。血圧，脈拍は不規則に変動します（**自律神経系の嵐**と呼ばれたりします）。

上記，stage N1〜N3，Rを約90分周期で4，5回繰り返しながら，1晩の睡眠は経過します。

各睡眠段階の判定方法

PSGから取得された1晩に渡る脳波波形を一定のルール[1, 2]に従い，解釈し判定していきます。通常は，長時間に及ぶ脳波波形を**30秒ごとの"エポック"**に分割して，1エポック単位で睡眠段階を判定・付与していきます（8時間記録の場合，合計960エポック）。以下，各睡眠段階判定を概説します。専門的な用語の定義，付帯条件等は引用文献[1, 2]を参照してください。

各睡眠段階の判定ルール

- stage W（覚醒）（図1）

エポックの50％以上の時間帯に渡って，①後頭部優位のアルファ律動が存在する場合，または，②まばたき，正常ないし高い顎緊張を伴った急速眼球運動，読書眼球運動が存在する場合，あるいは①，②の両者が見られた場合はstage Wと判定します。

- stage N1（図2）

覚醒時と比較して，アルファ律動が減少し，低振幅で様々な周波数が混在する脳波活動がエポックの50％以上を占めた場合，Stage N1と判定します。

- stage N2（図3）

覚醒反応を伴わないK複合（背景の脳波から際立っている頂点間で200μV以上の高振幅の脳波），または，睡眠紡錘波（律動的な12〜14Hzの周波数の脳波）がエポックの前半部分に現れた場合，N2と判定します。それ以降のエポックもN2終了の兆候（覚醒反応，他の睡眠段階への移行）が現れるまではN2の継続として判定していきます。

- stage N3（図4）

前頭部優位の徐波活動がエポックの20％以上を占める場合はStage N3と判定します。徐波とは，δ波（デルタ波：0.5〜4Hz未満）とθ波（シータ波：4〜8Hz未満）を併せた周波数の低い（波長の長い）脳波のことです。

- stage R（図5）

①K複合あるいは睡眠紡錘波を伴わない，低振幅で様々な周波数が混在する脳波活動が混在

12　第1章　睡眠に関する基礎知識

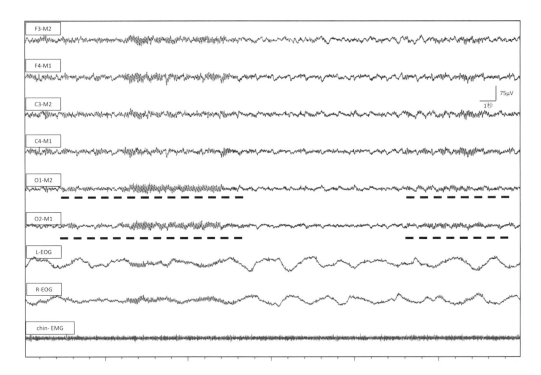

図1　stage W；脳波では後頭部優位のアルファ律動（8〜13Hzの脳波）がエポックの50％以上の範囲を占めています（破線部分）。眼電図では緩徐な眼球運動を認めます。（F3-M2：前頭左側，F4-M1：前頭右側，C3-M2：頭頂左側，C4-M1：頭頂右側，O1-M2：後頭左側，O2-M1：後頭右側，L-EOG：左眼電図，R-EOG：右眼電図，chin-EMG：顎筋電図）

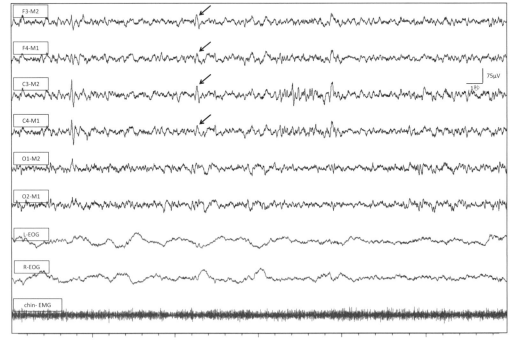

図2　stage N1；背景脳波は低振幅で様々な周波数が混在しています。頭頂鋭波（矢印，背景脳波から際立って失鋭な70〜200ミリ秒の脳波）もみられます。眼球運動は覚醒時よりも緩徐になっています。

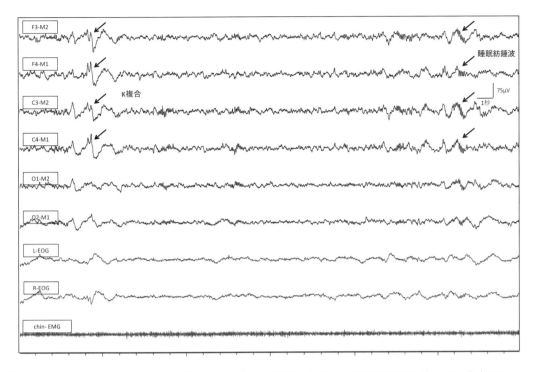

図3 stage N2；エポックの前半部分にK複合（左矢印）を認め，睡眠脳波が継続していますのでこのエポックからはN2と判定します。エポック後半には睡眠紡錘波（右矢印）を認めます。

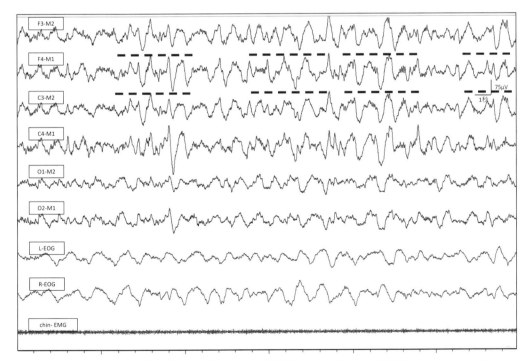

図4 stage N3；前頭部優位の徐波活動（破線部分）がエポックの20％以上を占めています。

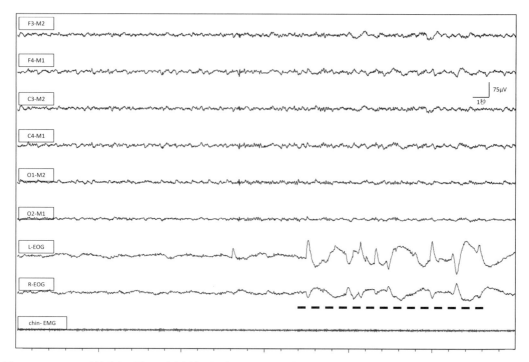

図5　stage R：低振幅で様々な周波数が混在する脳波，急速眼球運動（破線部分）を認めます。顎筋電図振幅は通常，Stage R ではすべての睡眠段階の中で最低となります。

する状態が継続

② エポックの大部分の顎筋電図低緊張および急速眼球運動の随伴

①，②を満たしたエポックを"確定 stage R"として，さらにその前後に隣接するエポックで急速眼球運動が存在していなくても，①の状態を満たしていれば，そのエポックも Stage R と判定します。

PSG から得られる主な睡眠変数[1), 2), 5)]（図6）

- 消灯時刻

検査室の照明を消した時刻です。

- 入眠時刻

最初の睡眠が判定された時刻です。

- 総記録時間

PSG 装置の記録を開始してから，翌朝，停止するまでの時間です。

- 総就床時間

就床から起床までの時間です。就床と消灯はほぼ同じ時刻である場合が一般的です。

- 睡眠時間

入眠から最終覚醒時刻までの時間です。

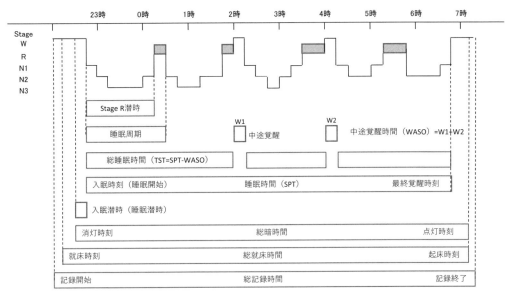

図6 睡眠経過図と睡眠変数（文献[5]より引用改変）

- 総睡眠時間

睡眠時間から中途覚醒している時間を除いた時間です。
- 睡眠効率

総就床時間に占める総睡眠時間の割合（%）です。
- 入眠潜時（睡眠潜時）

就床（≒消灯）から入眠までの時間です。
- stage R 潜時（レム睡眠潜時）

入眠から最初の stage R までの時間です。
- 中途覚醒時間

睡眠時間中の覚醒時間の合計時間です。
- 各睡眠段階の出現時間，総睡眠時間に占める割合

総睡眠時間内における，各睡眠段階の合計時間および総睡眠時間を分母とした割合（%）です。
- 無呼吸低呼吸指数（apnea-hypopnea index：AHI）

総睡眠時間中の1時間当たりの無呼吸と低呼吸の合計回数です。

PSG 結果の注目ポイント

PSGの結果には，様々な注目ポイントがあります．以下にいくつかの例を示します．
① **睡眠経過図（ヒプノグラム，図6）**
睡眠経過図とは，睡眠段階をグラフ化したものです．研究および臨床の場において，睡眠の質と量を視覚的に評価しやすくなります．
② **睡眠時間**

不眠を主訴として受診される患者さんの中には，"睡眠状態誤認[6]" と呼ばれる実際は眠れているにも関わらず，主観的にはほとんど眠れていないと感じ，睡眠時間を過小評価している方も少なくありません。PSGで評価される睡眠時間と主観的な睡眠時間の評価に乖離があることが，しばしば認められることに注意しましょう。さらには，PSGで評価される客観的な睡眠時間の短縮を伴う不眠症の方には不眠に対する認知行動療法（cognitive behavioral therapy for insomnia：CBT-I）に対する反応性が低い，という報告もあります[7]。

③ 入眠潜時（睡眠潜時）

入眠困難型の不眠症では延長します。

④ 睡眠効率

典型的な慢性不眠症では低下します。また，睡眠呼吸障害，周期性四肢運動障害，むずむず脚症候群などでも睡眠効率は低下しますので注意が必要です。逆に普段から睡眠不足・睡眠負債を抱えている症例では100％近い高値を示すこともあります。

⑤ AHI

睡眠時無呼吸の重症度の指標となる数値です。この数値が20以上ある場合，持続陽圧呼吸療法（continuous positive airway pressure：CPAP）の公的医療保険による治療適応となります。また，不眠を訴える患者さんの中には睡眠時無呼吸の併発例も少なくないです[8]。

【関連トピック】第1章第3節，第1章第6節

引用文献

1) 米国睡眠医学会（著）・日本睡眠学会（監訳），AASMによる睡眠及び随伴イベントの判定マニュアル：ルール，用語，技術仕様の詳細：version 2.3，ライフ・サイエンス，2018．
2) Berry, R.B., Albertario, C.L., Harding, S.M., Lloyd, R.M., Plante, D.T., Quan, S.F., Troester, M.M. Vaughn, B.V., American Academy of Sleep Medicine（eds.），The AASM Manual for the Scoring of Sleep and Association Events: Rules, Terminology and Technical Specifications, Version 2.5, American Academy of Sleep Medicine, 2018.
3) 藤田 幸男・山内 基雄，睡眠時無呼吸症候群の診断，日本内科学会雑誌，Vol.109，1066-1072，2020．
4) Aurora, R.N., Swartz, R., Punjabi, N.M., Misclassification of OSA severity with automated scoring of home sleep recordings, Chest, Vol.147, No.3, 719-727, 2015.
5) 日本睡眠学会（編），改訂版 臨床睡眠検査マニュアル，ライフ・サイエンス，2015．
6) Edinger, J.D., Krystal, A.D., Subtyping primary insomnia: is sleep state misperception a distinct clinical entity? Sleep Medicine Reviews, Vol.7, No.3, 203-214, 2003.
7) Vgontzas, A.N., Fernandez-Mendoza, J., Insomnia with short sleep duration: Nosological, diagnostic, and treatment implications, Sleep Medicine Clinics, Vol.8, No.3, 309-322, 2013.
8) Sweetman, A., Lack, L., Bastien, C., Co-Morbid Insomnia and Sleep Apnea（COMISA）: Prevalence, consequences, methodological considerations, and recent randomized controlled trials, Brain Science, Vol.9, No.12, 371, 2019.

第1章第3節
覚醒から睡眠への移行のメカニズム

山本 隆一郎・田中 春仁

覚醒から睡眠への移行は覚醒圧と睡眠圧のせめぎあいで起こる

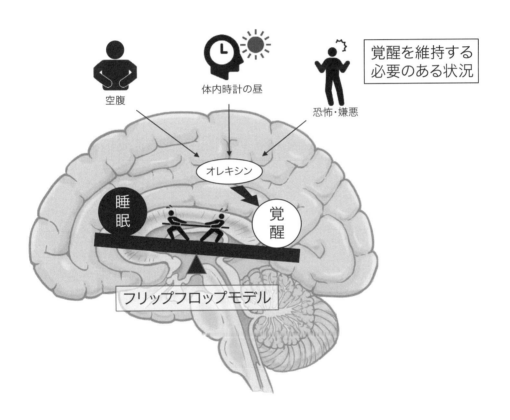

- 覚醒から睡眠のスムーズな移行には，覚醒圧の低下と睡眠圧の上昇が重要
- "空腹"や"ストレス"，"体内時計の乱れ"は夜間の就寝時に覚醒を強めてしまう原因に
- 覚醒 - 睡眠の移行メカニズムの理解は，薬の睡眠に対する作用や副作用を理解する基礎に

覚醒と睡眠はどこで生み出されているか？

　私たちは、覚醒と睡眠の2つの状態を繰り返しながら生活をしています。この2つの状態がどのようなメカニズムによってもたらされているかについて、様々な説がこれまでに提唱されています。メカニズムの全ては明らかになっていませんが、脳内には覚醒を誘発する神経細胞群（**覚醒中枢**）と睡眠を誘発する神経細胞群（**睡眠中枢**）があり、両者の活動のせめぎあいによって覚醒・睡眠の切り替わりと各状態の安定がもたらされていると考えられています。

　このような発想のきっかけになったのが、嗜眠性脳炎に関する研究です。嗜眠性脳炎は1900年代初頭にヨーロッパで大流行した脳炎で、感染した患者が昏々と眠り続けることからこの病名が与えられました。しかし、嗜眠性脳炎患者の全てが嗜眠を呈するわけではなく、中には重篤な不眠に陥る者も一定数存在しました。この特徴に着目したフォン・エコノモ（von Economo C.）は、嗜眠性脳炎患者の病理解剖を行い、**視床下部後部**に炎症を認める患者には嗜眠が認められ、**視床下部前部**に炎症を認める患者には不眠が認められることを見出しました[1]。この研究から、覚醒と睡眠の切り替えには視床下部が関与しており、視床下部後部は覚醒中枢、視床下部前部が睡眠中枢であると考えられるようになりました。

どのような神経細胞群が覚醒中枢や睡眠中枢を構成しているのか？

　その後の研究によって、覚醒中枢や睡眠中枢の神経生理の特徴や両者の相互作用が明らかになってきています。

　覚醒中枢には、ノルアドレナリン、セロトニン、ドパミン、ヒスタミンを神経伝達物質とする神経細胞が多く存在します。これらの神経細胞は神経活動を促進させる働きを持っていることから、興奮性神経細胞と呼ばれます。これらの興奮性神経細胞群は、脳幹網様体を通り大脳皮質の神経活動を促進させます。こうした脳全体の活動亢進をもたらすシステムは**上行性網様体賦活系**（ascending reticular activating system）もしくは**上行性覚醒系**（ascending arousal system）と呼ばれ、このシステムによって、覚醒や意識体験が支えられていると考えられています。

　一方、睡眠中枢には、γ-アミノ酪酸（gamma-aminobutyric acid：GABA）、ガラニンを神経伝達物質とする神経細胞が多く存在します。これらの神経細胞群は他の神経の興奮を抑制する働きを持っていることから、抑制系神経細胞と呼ばれます。

　視床下部前部のこうした抑制系神経は視床下部後部の興奮性神経の活動の抑制に働きます。また、視床下部後部の興奮性神経細胞は睡眠中枢に働き、抑制系神経の活動を抑制します。このような神経活動の相互作用の結果、覚醒の力と睡眠の力がせめぎあい、一方が他方の力を上回ると覚醒へ、もしくは睡眠へ切り替わると考えられています。この覚醒と睡眠の相互移行関係はシーソーの「ぎっこんばったん（flip-flop）」に似ていることから、**フリップフロップモデル**と呼ばれています[2]。

覚醒の"維持や安定"に関わるオレキシン

　覚醒中枢と睡眠中枢の相互作用によって睡眠-覚醒の切り替えが行われていますが，起きていなければならない状況で覚醒から睡眠に急に移行してしまうと環境適応に困難が生じます。そのため，状況に合わせて覚醒を維持・安定させるシステムが備わっています。このシステムの中心を担っている神経ペプチドが**オレキシン**です。

　オレキシンは柳沢正史・櫻井武らの研究グループにより1998年に発見されました[3]。同時期に別のグループも同じ神経ペプチドを同定し，**ヒポクレチン**と命名をしていますがオレキシンと同じものを指します[4]。オレキシンを神経伝達物質とする神経細胞は，主に覚醒中枢のノルアドレナリン，セロトニンに対して興奮性に働きます。オレキシン神経は，様々な神経ネットワークからの情報を受けます。個体内外の状態に合わせてオレキシン神経の興奮／抑制が調整されることにより，覚醒中枢の神経細胞の活動が調整されています。つまり，オレキシン神経は，覚醒中枢の指示役のような役割を担っています。

　オレキシン神経に影響を与える個体内外の状態の主要なものとして，以下の3つが挙げられます。

　① 情動・感情

　オレキシン神経は大脳辺縁系（感情や記憶を司る大脳皮質の内側の部位）からの入力を受けます。恐怖や嫌悪を感じるとオレキシン神経が亢進し，覚醒中枢の神経活動が促進されます。

　② 栄養状態

　血中のグルコース（ブドウ糖）やレプチン（食後に分泌される満腹を知らせるホルモン）は，オレキシン神経を抑制します。一方，空腹や飢餓状態ではオレキシン神経が亢進します。

　③ 生体リズム

　オレキシン神経は，生体リズムを司る中枢の体内時計の座である視交叉上核からの入力を受けます。体内時計にとっての昼の時間帯や強い光刺激はオレキシン神経を亢進させます。

　このようにオレキシンが状況に応じて覚醒中枢の興奮性神経細胞に働きかけ，活性を維持させることで，私たちは起きていなければいけない時に起きていることが可能になっています。**ナルコレプシー**という睡眠障害では，普段なら居眠りをするような場面ではない時に急な眠気に襲われるといった症状（睡眠発作）が生じますが，これはオレキシンが何らかの理由（おそらく自己免疫異常）で欠損・著しく不足しているために起こると考えられています。

　覚醒中枢と睡眠中枢そしてオレキシン神経を考慮したフリップフロップモデルのイメージを**図1**に示します。

フリップフロップモデルから考える薬の作用や副作用

　覚醒中枢と睡眠中枢の相互作用が理解できると，さまざまな薬の催眠作用や覚醒作用の理解に役に立ちます。例えば，不眠の治療には，ベンゾジアゼピン受容体作動薬やオレキシン受容体拮

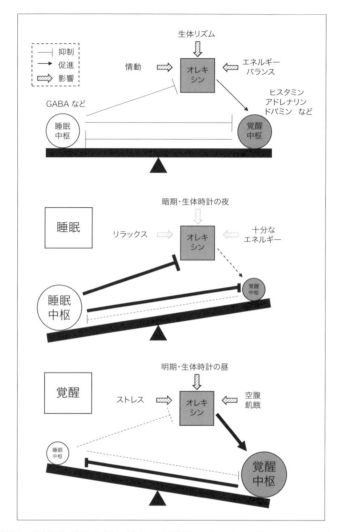

図1　睡眠と覚醒の切り替わりを説明するフリップフロップモデル

抗薬が用いられます。ベンゾジアゼピン受容体作動薬はGABAの神経活動を促進する働きがあることから催眠効果をもたらします。オレキシン受容体拮抗薬は，オレキシンが作用する覚醒中枢の神経の受容体に働き，覚醒を維持する力を弱めることで睡眠に移行しやすくさせます。また，モダフィニルやアンフェタミンなどの中枢神経刺激薬は，ノルアドレナリンやセロトニン，ドパミンなどの神経を賦活することで強い覚醒作用をもたらします。

　この理解は，同時に眠気や不眠といった薬や物質の副作用の理解にもつながります。例えば，アレルギー症状の改善に用いられる抗ヒスタミン薬のうち初期に開発された薬では，副作用として眠気があります。眠気は，ヒスタミン神経の働きが抑制されることによって生じます。そのため，抗ヒスタミン薬の副作用の眠気は，通常夜に眠る前に感じる眠気とは異なり，"ぼーっとして集中できない"感覚を感じます。

　このように睡眠‐覚醒の神経生理メカニズムの基礎を理解しておくことは，対人援助場面で要支援者が使用している薬や嗜好品と睡眠問題との関連を理解する際の基礎として役に立ちます。

関連トピック 第1章第4節，第3章第3節，第3章第5節

引用文献
1) von Economo, C., Schlaftheorie, Ergebnisse der Physiologie, Vol.28, 312-339, 1929.
2) Saper, C.B., Scammell, T.E., Lu, J., Hypothalamic regulation of sleep and circadian rhythms, Nature, Vol.437, No.7063, 1257-1263, 2005.
3) Sakurai, T., Amemiya, A., Ishii, M., Matsuzaki, I., Chemelli, R.M., Tanaka, H., Williams, S.C., Richardson, J.A., Kozlowski, G.P., Wilson, S., Arch, J.R., Buckingham, R.E., Haynes, A.C., Carr, S.A., Annan, R.S., McNulty, D.E., Liu, W.S., Terrett, J.A., Elshourbagy, N.A., Bergsma, D.J., Yanagisawa, M., Orexins and orexin receptors: a family of hypothalamic neuropeptides and G protein-coupled receptors that regulate feeding behavior, Cell, Vol.92, No.4, 573-585, 1998.
4) de Lecea, L., Kilduff, T.S., Peyron, C., Gao, X., Foye, P.E., Danielson, P.E., Fukuhara, C., Battenberg, E.L., Gautvik, V.T., Bartlett, F.S., 2nd, Frankel, W. N., van den Pol, A.N., Bloom, F.E., Gautvik, K.M., Sutcliffe, J.G., The hypocretins: hypothalamus-specific peptides with neuroexcitatory activity. Proceedings of the National Academy of Sciences of the United States of America, Vol.95, No.1, 322-327, 1998.

第1章第4節

体内時計と睡眠-覚醒リズム

山本 隆一郎

睡眠と覚醒の24時間周期のリズムは体内時計の働きで作られ環境の周期情報により調整されている

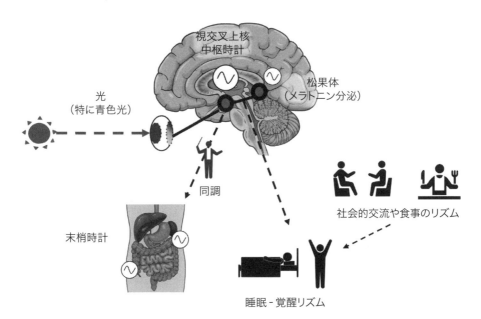

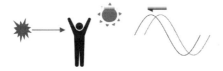

睡眠-覚醒リズムが前進 = 朝型へ

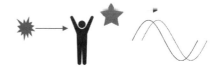

睡眠-覚醒リズムが後退 = 夜型へ

体内時計のメカニズムから睡眠-覚醒リズムを整えるには……

- 社会生活のスケジュールを一貫化する（休日も平日と活動スケジュールを同じようにする）
- 起床後に光を浴びて，起床後12時間後くらいから明るい光を避ける
- 規則正しいタイミングで食事をとる

生命現象の約1日周期のリズムとそれを生み出す体内時計

私たち人間は，夜になると眠り，朝になると起きることを毎日繰り返しています。他にも，さまざまな身体の生理機能には約1日周期で変化するリズムが認められます。例えば，血圧には朝から日中にかけて上昇し，夜にかけて下降するというリズムがあります。こうした約1日周期をもつ生命現象のリズムは，**概日リズム（サーカディアン・リズム）** と呼ばれています。

では，どのようなメカニズムで様々な生命現象の概日リズムは形成されているのでしょうか？概日リズムは，生物に生まれつき備わっている時計のようなものによって形成されていると考えられています。この時計のようなものは，**体内時計（生物時計）** と呼ばれます。体内時計は，身体の至るところにあり，組織や器官の生理機能の概日リズムを作っています。もし，それぞれの体内時計がバラバラに独自のリズムを刻んでいたとしたら，調和のとれた生理機能を作ることができず身体の調子が崩れてしまいます。そこで中枢にある時計がいわば**親時計**となり，**子時計**である末梢のさまざまな時計を親時計のリズムに同調させています。

脳の視床下部にある**視交叉上核**（視神経が交差する部分のすぐ上の小さな神経核）が中枢時計・親時計であるとされています。視交叉上核内の**時計遺伝子**の発現周期（遺伝子により生み出される生理機能の周期）が約1日です。その周期的な生理機能の変化の信号が神経やホルモンを介して，末梢時計を調整し，生理機能の調和を作っています。

中枢時計が生み出すリズムの周期は24時間より少し長い

中枢時計が作るリズムの周期は，24時間より少し長く，研究報告によっても異なりますが，ある研究では24.18時間とされています[1]。中枢時計のリズムが24時間より長いと末梢時計のリズムも毎日少しずつ後ろにズレていって昼夜逆転してしまいます。しかしながら，私たちの生理機能はズレることはなく24時間周期のリズムを維持できています。これは，周期的に変化する環境の情報に合わせて中枢時計のリズムが調整されているからです。中枢時計が環境の周期情報に合わせてリズムを調整することを**同調**と言います。そして，中枢時計を同調させる刺激のことを**同調因子**と言います。

中枢時計の同調因子：光（特に青色波長光）

中枢時計は光環境，つまり"昼間は明るく夜は暗い"という明暗周期に同調する形でリズムを調整しています。光（同調因子）は目から取り込まれると，その情報が視交叉上核に伝わり，中枢時計の時計遺伝子の発現に影響を与えることでリズムを調整します。ただし，全ての光が中枢時計のリズムに影響を与えるわけではなく，青色波長の光が特に強い影響を与えます。晴れている日の朝や昼間は空が青く，夕暮れ時には空がオレンジ色に見えます。昼間の空から注ぐ太陽光

のような青色波長光の出現周期に同調することで，中枢時計の24時間リズムが保たれています。

光を浴びるタイミングが重要

「朝の光で体内時計をリセット」という言葉を聞いたことがある方もいらっしゃるかもしれません。しかし，「光を浴びると体内時計が0時に戻る」というイメージは正確ではありません。"中枢時計のどの時点"で光（青色波長光）を浴びるかによって，光が中枢時計のリズムに及ぼす影響は異なってきます。"中枢時計にとっての朝"に光を浴びると中枢時計のリズムは前進します。一方，"中枢時計にとっての夜"に光を浴びると中枢時計のリズムは後退します（**図1**）。

日勤者や中学生・高校生のように，通勤・通学のスケジュールが決まっており，規則正しく朝起きて夜眠る方の場合，中枢時計のリズムを直接的に反映する深部体温リズムは，明け方の時間帯に最低点を示し，だんだんと高くなりお昼ごろに最高点を示し，夜間にかけてだんだん低くなっていきます。この最低点（例えば，午前4時前頃）を原点とすると，その3時間後あたり（午前7時頃）に光を浴びると中枢時計のリズムは前進します。一方，12時間後あたり（午後4時頃）に光を浴びても，あまりリズムは変化しません。そして15時間後から18時間後あたり（午後7時から10時頃）に光を浴びると，リズムは後退します。つまり，"中枢時計にとっての朝"の光によってリズムが前進し，夜に暗いところで過ごすことによって（前進したままのリズムが後退せず），中枢時計のリズムが24時間に調整されています。このような光が中枢時計のリズムを後退させたり前進させたりと変化をもたらすことを**位相反応**と言います。図1のような光に当たるタイミングを横軸に，光により生じるリズム前進・後退の変化を縦軸にプロットした曲線のことを**位相反応曲線**と呼びます。

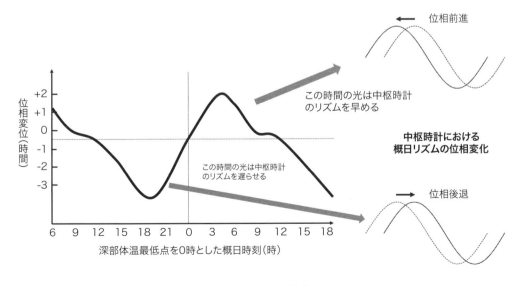

図1 位相反応曲線（文献[2], [3]を参考に作成）

不登校の児童・生徒や休職中の方などでは，光を浴びるタイミングが不規則になり"中枢時計にとっての朝"がそもそも後退してしまっていることも少なくありません。そうした方の場合に，"社会時間の朝早い時刻"に光を浴びてもかえって"中枢時計にとっての夜"に光を浴びることになってしまい，昼夜逆転を促進することがあるので注意が必要です。

睡眠‐覚醒リズムは中枢時計だけでなく別の体内時計の影響も受ける

　睡眠‐覚醒リズムは，中枢時計のリズムの影響を強く受けています。視交叉上核のリズム信号は，松果体へと伝達されます。松果体はメラトニンというホルモンを分泌する器官です。メラトニン分泌はリズム信号を受けて日中は抑制され，夜間に多く分泌されます。メラトニンは，睡眠‐覚醒の切り替え機構に働きかけ，眠気をもたらし，覚醒から睡眠への移行可能性を高めます。中枢時計のリズムと連動するこのメラトニン分泌リズムは，睡眠‐覚醒リズム形成の基盤となりますが，それだけでは，人間の眠気（覚醒から睡眠への移行可能性）の変化は説明できません。

　多くの方が，お昼ご飯を食べた後の昼下がり（13時から15時頃）に眠気を感じた経験があるのではないでしょうか？　これは，**ポスト・ランチ・ディップ**と呼ばれています。この昼下がりの眠気には，概日リズムとは別の約半日周期のリズムを示す生理システムが関係しているとされています。また，生理機能の活動と休止には，これらの周期とは別に1時間半から2時間の周期があることも知られています。人間の眠気（覚醒から睡眠への移行可能性）のリズムは，約24時間，約12時間，約2時間の周期のリズムの合成により形成されていると考えられています（**図2**）。

　つまり，睡眠‐覚醒リズム形成には，複数の体内時計が関与していると考えられます。これまでの研究では，"食事のタイミング"や"社会的交流の多少"に同調する体内時計が存在し，それらの時計も睡眠‐覚醒リズムの形成に影響していると考えられています[5]。

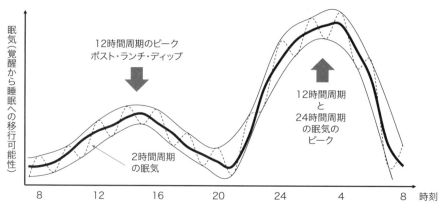

図2　眠気（覚醒から睡眠への移行可能性）の日内変動（文献[4]を参考に作成）

体内時計のメカニズムから睡眠‐覚醒リズムを整えるには

これらのメカニズムから考えると，以下の3点が睡眠‐覚醒リズムを整え，夜の眠りと朝の覚醒の移行をスムーズにするために重要です。

① 社会生活のスケジュールを一貫化すること
② 起床後に光を浴びて，起床12時間後ぐらいから光を避ける生活を心がけること
③ 規則正しいタイミングで食事をとること

①と③については，特に休日の過ごし方が重要です。平日は仕事や学校があり規則的でも，休日や休前日は活動スケジュールが異なり，夜間に光を浴びる機会が増えたり，朝食と昼食が兼用される，夜遅くに夕食を食べるなど食事のタイミングが乱れやすくなったりします。休日に体内時計のリズムが乱れると平日に戻った時に，眠りたい時刻に入眠しにくかったり，朝の起床が困難になります。②については，特に夜の過ごし方が重要です。日本の住宅では，青白い昼白色の照明が使われていることが多いですが，こうした住宅照明が睡眠‐覚醒リズムに影響を与えている可能性があることが報告されています[6]。夜の住宅照明は照度を落とした暖色のものを使用したり，間接照明を活用することもよいでしょう。

関連トピック 第1章第3節，第3章第7節，第3章第8節

引用文献

1) Czeisler, C.A., Duffy, J.F., Shanahan, T.L., Brown, E.N., Mitchell, J.F., Rimmer, D.W., Ronda, J.M., Silva, E.J., Allan, J.S., Emens, J.S., Dijk, D.J., Kronauer, R.E., Stability, precision, and near-24-hour period of the human circadian pacemaker, Science, Vol.284, No.5423, 2177-2181, 1999.
2) Minors, D.S., Waterhouse, J.M., Wirz-Justice, A., A human phase-response curve to light, Neuroscience Letters, Vol.133, No.1, 36-40, 1991.
3) Khalsa, S.B., Jewett, M.E., Cajochen, C., Czeisler, C.A., A phase response curve to single bright light pulses in human subjects, The Journal of Physiology, Vol.549, No.Pt3, 945-952, 2003.
4) Lavie, P., Ultradian rhythm: gates of sleep and wakefulness, Schulz, H., Lavie, P. (eds.), Ultradian rhythms in physiology and behavior, Springer Verlag, 148-164, 1985.
5) 本間 研一，ヒトの体内時計（2），時間生物学，25巻，2号，88-91，2019.
6) 綾木 雅彦・森田 健・坪田 一男，住宅照明中のブルーライトが体内時計と睡眠覚醒に与える影響—すこやかな概日リズムを保つための住宅環境照明の提案—，住総研研究論文集，42巻，85-96，2016.

第1章第5節

よい睡眠とは？

原 真太郎

**睡眠の「よい」「わるい」は一筋縄にはいかない
複数の次元を考慮することが重要**

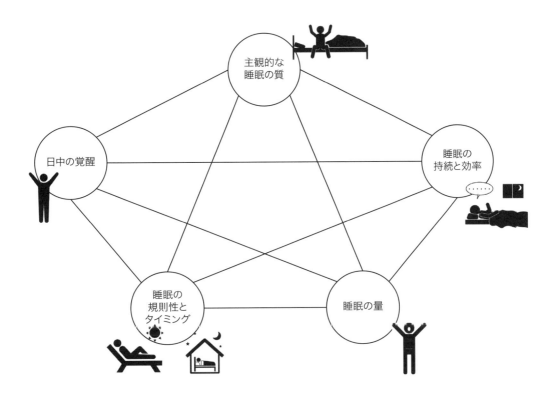

- 毎日規則正しく，十分な時間，睡眠が妨害されていないことが重要
- 十分な時間は成人以降で7時間以上，子どもはもっと長い時間が必要
- 主観的に睡眠がよいと思え，日中に覚醒が維持できていることが睡眠のよしあしを判断する基準

よい睡眠とは？

よい睡眠，または**睡眠のよしあし**とは，一体何なのでしょうか？　対人援助職は，要支援者の睡眠がよいのかわるいのかについて尋ねたい時になんて声をかけるでしょうか？　例えば，「よく眠れていますか？」と尋ねて，要支援者が「よく眠れています」または「うーん，あんまりよく眠れていないんです」と答えたら，何を想像できるでしょうか？　「すぐに眠れる／すぐに眠れない」，「最近メディアでよく見る，睡眠の質がよい／睡眠の質がわるい」を想像したでしょうか？　全部想像したという方もいれば，全く違うことを想像した方もいるかと思います。

対人援助職も要支援者も，「睡眠がよい」は当然大切であり，「睡眠がわるい」は色々と具合が悪いということを百も承知かと思います。一方，睡眠のよしあしは，一筋縄ではいきません。つまり，睡眠のよしあしについて，対人援助職は一言で尋ねることもできませんし，要支援者は一言で答えることもできません。よい睡眠を捉えるためには，複数の次元を考慮することが重要であると言えます。

複数の次元を考慮しつつ睡眠のよしあしを捉える際に便利な概念として，**睡眠健康**[1]という概念が提唱されています。本節では，睡眠健康からよい睡眠について解説します。

睡眠健康とは？

睡眠健康とは，以下の5つの次元から構成される睡眠のよしあしを判断するための概念です。

（1）睡眠の量

その人にとって十分な睡眠時間を確保しているかどうかという次元です。人間にとって必要な睡眠時間は，年齢によって変わります。年齢群ごとに必要な睡眠時間が示されている**推奨睡眠時間**と許容される睡眠時間の上限と下限が提唱されています[2]（**図1**）。これによると，例えば成人期では7～9時間，子どもではもっと長い時間が必要であるとされています。

対人援助の場では，要支援者から「何時間くらい眠ればいいですか？」と尋ねられることがあります。成人であれば，推奨睡眠時間を参照する場合，「少なくとも7時間眠ることが理想です」と回答することになります。しかしながら，対人援助の場で，成人期の要支援者にその理想を伝えて叶うことはあるでしょうか？　例えば，仕事や家事育児で朝5～6時までには起きる必要がある成人の場合，睡眠時間として7時間を確保するためには22～23時には眠らないと間に合わず，毎日忙しい成人にとっては叶わぬ理想です。そのため，対人援助の場では，推奨睡眠時間よりも許容される睡眠時間として「せめて6時間は睡眠をとることが必要です」と伝えます。6時間であれば，毎日時間に追われる成人でも「これならできそう」と思いやすくなります。また，高齢者は加齢の影響により，長く持続的に眠ること自体が難しいため，成人と同様に許容される睡眠時間を参照しながら「5～6時間は眠れていればよい」と伝えます。そして，新生児期から乳幼児期は1日の半分を大きく超える睡眠時間が推奨されていますが，これは夜間だけではなく日中

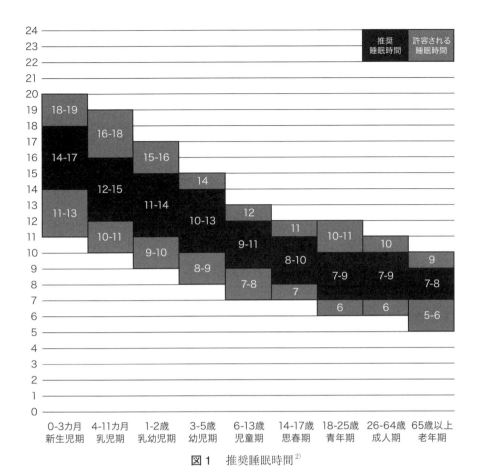

図 1 推奨睡眠時間[2)]

の睡眠も含まれていることに留意してください。

　もちろん，必要な睡眠時間は個人差があるため要支援者によって異なりますが，いわゆるショートスリーパーやロングスリーパーといわれるような方はそれほどいません。年齢が必要な睡眠時間を最も大きく左右する要因です。そのため，この推奨睡眠時間，許容睡眠時間を目安に要支援者の睡眠時間が十分であるかを考えてみるとよいでしょう。

（2）睡眠の規則性とタイミング

　毎日規則正しく起きて，体内時計にとっての夜に眠りについているかどうかという次元です。体内時計にとっての夜とは，毎日規則正しく夜眠って朝起きる場合では実際の夜の時間帯になります。体内時計にとっての夜に眠ろうとすると，ちょうど眠気も高まるため自然な眠りにつけます。言い換えれば，自然な眠りにつける時間帯が，体内時計にとっての夜であると言えます。

　よい睡眠のためには，毎日規則正しく起きることが第一に重要です。例えば休前日に夜更かしをして休日に遅く起きると，体内時計が乱れて，体内時計にとっての夜の時間帯も後退します。つまり，休日の遅起きにより睡眠‐覚醒のリズムが後ろにズレて夜型になってしまいます。平日も遅寝遅起きをしてよいのであれば問題はないですが，多くの要支援者は仕事・学校・家庭の関係で朝起きる時刻が定まっているため，遅起きしたくてもできません。また一旦，体が夜型化し

てしまうと，十分な睡眠時間をいざ確保しようと早く寝床に入ったとしても，体内時計が後退してしまっていることからなかなか眠りにつけません。休日の過ごし方により睡眠の規則性とタイミングが乱れると平日の不眠や睡眠不足につながります。

平日の睡眠不足を補うためには，昼寝するという選択肢があります。確かに20分以内の短時間の昼寝は，眠気の解消に寄与します。しかしながら，20分を超えてしまう昼寝は，かえって体内時計を後退させ夜の眠りを妨げるため，夜間の不眠を促進し十分な夜間の睡眠時間を確保しにくくなります。また，20分以内で昼寝をするということは現実にはなかなか難しいです。これらのことから，睡眠の規則性の乱れとそれに伴う睡眠不足への対応策として昼寝はおすすめできません。

毎日規則正しく起きることを前提として，体内時計にとっての夜に自然な眠りにつくことがはじめて可能になると言えます。それでも，ついつい夜更かしや遅起きをしたり突発的な出来事で睡眠習慣が乱れたりすることは，誰しもが経験します。そのような時にも，規則正しく起き体内時計を乱さないように心がけることが眠りを安定させるために重要です。

（3）睡眠の持続と効率

睡眠が妨害されることなく，寝床にいる時にしっかり眠れているかどうかという次元です。「0時から6時まで"寝ている"」は，6時間"眠っている"ことを意味するとは限りません。0時から6時までの間には，「寝床に入ってから眠りにつけなくて，寝床で横になって寝ている時間」や「途中で目が覚めて，そのまま眠りにつけずにただ寝っ転がっている」といったように睡眠が妨害されていることがあります。布団で横になっている時間における実際の睡眠時間の割合を**睡眠効率**といいます。睡眠効率が100％に近いほど，よく眠れていると考えられます。寝つきが悪かったり，途中で目が覚めていたりと布団で横になりながらも起きている時間が長くなると睡眠効率は低下します。

睡眠効率が100％でないとわるいというわけではありません。一つの目安として，睡眠効率が85％を切っていると問題があると考えるとよいでしょう[3]。

（4）主観的な睡眠の質

自分の睡眠を振り返って主観的によく眠れたと感じられるかどうかという次元です。規則正しく十分な時間しっかり眠れているようであっても，よく眠れていないと感じていることも少なくありません。そのような際には，抑うつなどにより自分の睡眠を過小評価していたり，本人も気づいていない問題が潜んでいるかもしれません。また，客観的に眠れていても主観的に眠れていないと感じていたら，苦痛感につながります。睡眠について確認する際には，「朝すっきり起きられますか？」や「よく眠れた感じはありますか？」といった質問を合わせて行うことが重要です。

（5）日中の覚醒

日中にしっかり覚醒を維持しその人らしく活動できているかという次元です。この次元では，しっかり覚醒できているという主観的評価だけでなく，日中の活動の成果というパフォーマンス

の評価も大切になります。睡眠が乱れていると，認知機能が低下し自分のパフォーマンスの評価が不正確になります。「日中，眠気を感じて支障を感じることがありますか？」といった質問に加えて，「最近，仕事（または学校や家庭）で，うっかりミスをするようなことがありますか？」と質問するとよいでしょう。

まとめ：睡眠のよしあしを捉えるために

　要支援者にとって十分な睡眠時間を，規則正しく，妨害されずに確保できていることがよい睡眠であり，これに伴ってよく眠れていたと感じ，日中にしっかりと活動できていることがよい睡眠がとれている証左と言えるでしょう。よく眠れていなかったり日中に眠気を感じている時には，本人はよく眠れていると思っているけれども睡眠時間がそもそも不足していたり，睡眠が不規則（特に，平日と休日に差がある）で体内時計が乱れていたり，主観的には問題がなくとも睡眠の持続に問題があるかもしれません。睡眠のよしあしは一筋縄にはいかず多元的であるため，多角的に睡眠について検討することが重要です。

[関連トピック]　第1章第3節，第1章第4節，第1章第6節

引用文献
1) Buysse, D.J., Sleep health: can we define it? Does it matter? Sleep, Vol.37, No.1, 9-17, 2014.
2) Hirshkowitz, M., Whiton, K., Albert, S.M., Alessi, C., Bruni, O., DonCarlos, L., Hazen, N., Herman, J., Katz, E.S., Kheirandish-Gozal, L., Neubauer, D.N., O'Donnell, A.E., Ohayon, M., Peever, J., Rawding, R., Sachdeva, R.C., Setters, B., Vitiello, M.V., Ware, J.C., Adams Hillard, P.J., National Sleep Foundation's sleep time duration recommendations: methodology and results summary, Sleep Health, Vol.1, No.1, 40-43, 2015.
3) Spielman, A.J., Caruso, L.S., Glovinsky, P.B., A behavioral perspective on insomnia treatment, The Psychiatric Clinics of North America, Vol.10, No.4, 541-553, 1987.

第1章第6節
睡眠習慣や睡眠問題の評価法

羽澄 恵

睡眠習慣や睡眠問題を評価する際には多角的な評価が重要

主観的評価
- 自記式質問票
- 睡眠日誌

睡眠状態
- 睡眠時間
- 就寝や起床時刻
- 睡眠の質
- 睡眠中の異常
- 日中の活動状況
  など

客観的評価
- 活動量計
- ウェアラブルデバイス
- 第三者からの報告

医療機関等で行われる検査
- 睡眠ポリグラフ検査（PSG）
- 反復睡眠潜時検査（MSLT）
- 覚醒維持検査（MWT）

- 主観的な評価と客観的な評価，医療機関での評価と日常生活での評価は一致しないことも多い
- それぞれの評価方法に混入しやすいバイアスを理解しておくことが重要
- 評価間の不一致を検討することが要支援者の睡眠問題の理解につながる

睡眠を評価するときの観点

　睡眠の評価には，主観に基づく評価方法と客観に基づく評価方法があります。睡眠状態は主観的評価と客観的評価で乖離が生じることが多いのが特徴です。主観的な評価には回答者によるバイアスが入りやすいという短所があります。たとえば，不眠症状に悩む方々は自分自身の睡眠状態を過小評価しやすい傾向が知られています。反対に，自分自身が眠いことや居眠りしていることを自覚していない場合もしばしばみられます。一方，客観的評価の精度にも限界があります。後述する客観的評価においても信頼性や評価方法ごとの結果の一致性の限界が指摘されています。とくに，医療機器ではない場合は精度の限界はもちろん，評価を行ったときの環境の影響もうけている場合があります。また，客観的評価に異常は発見されなくとも，主観的評価に異常があれば治療対象となりえます。そのため，主観的観点と客観的観点の両方について，それぞれ複数の方法を用いて評価することが重要です。

　睡眠を評価する際には，主観的評価・客観的評価にかかわらず，睡眠時間の長さ，睡眠時間帯，睡眠の質，睡眠中の異常，日中の活動状況といった点に留意すると良いでしょう。

主観にもとづく評価法

自己報告式の心理尺度

　睡眠の問題の重症度の把握を目的に，さまざまな自己報告式尺度が開発され，妥当性・信頼性の検討が行われています（表1）。たとえば，本人が「夜に眠れない」と訴えたとしても，その背景に隠れていると考えられる睡眠の問題は様々考えられます。そこで，表1に示す尺度を複数組み合わせて実施することで，背景にある問題を評価することができます。

　ただし，多くの睡眠障害の診断は次に紹介する睡眠日誌や客観的評価，問診に基づいて行われ

表1　睡眠状態を測定する自己報告式尺度

用　途		名　称
睡眠状態全般		ピッツバーグ睡眠質問票（Pittsburgh Sleep Quality Index: PSQI）[3)-5)]
不眠症状		不眠症重症度質問票（Insomnia Severity Index: ISI）[6), 7)]
		アテネ不眠尺度（Athens Insomnia Scale: AIS）[8)]
日中の眠気		エプワース眠気尺度（Epworth Sleepiness Scale: ESS）[9), 10)]
睡眠・覚醒リズム		朝型-夜型質問紙（Morningness-Eveningness Questionnaire: MEQ）[11), 12)]
		ミュンヘンクロノタイプ質問紙（Munich Chronotype Questionnaire: MCTQ）[13), 14)]
睡眠中の妨害事象	無呼吸・低呼吸	STOP-Bangテスト[15), 16)]
	むずむず脚	レストレスレッグス症候群重症度スケール（International Restless Legs Syndrome Rating Scale: IRLS）[17), 18)]
レム睡眠行動障害		RBD screening questionnaire（RBDSQ）[19), 20)]

ます。また，ここで紹介した心理尺度は原則的に日本語を十分に理解できることを前提としているため，教育や言語理解力に考慮する必要があります。よって，これらの尺度は，成人を対象にスクリーニングや補完，症状経過の把握といった目的で活用すると良いでしょう。

例1

日付	10月1日 （月）	月　日 （　）	月　日 （　）
服薬状況	ゾルピデム10mg		
寝床に入った時刻	22:30		
実際に眠った時刻	0:15		
途中で目覚めた回数	3		
途中で目覚めた時間の合計	1時間20分		
最後に目覚めた時刻	5:45		
寝床から出た時刻	7:30		
睡眠の質	□ 非常に悪い ☑ 悪い □ どちらでもない □ 良い □ とても良い		
備　考	家の外がうるさかった		

例2

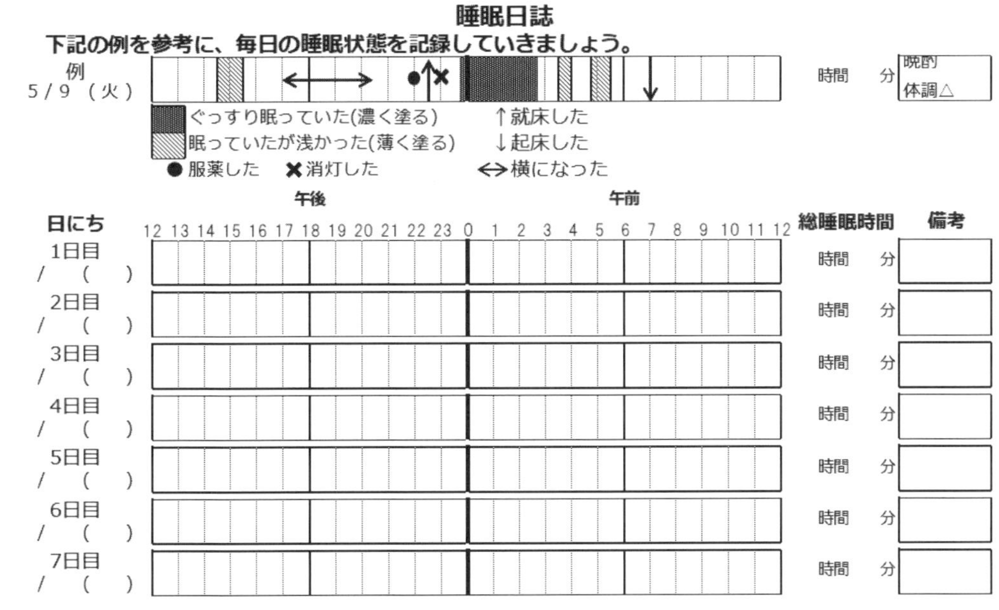

睡眠日誌
下記の例を参考に、毎日の睡眠状態を記録していきましょう。

ぐっすり眠っていた(濃く塗る)　　↑就床した
眠っていたが浅かった(薄く塗る)　↓起床した
●服薬した　✗消灯した　⇔横になった

図1　睡眠日誌の例

睡眠日誌

睡眠日誌は，日々の睡眠習慣を評価する自己記入式のツールです。以下の項目を毎日記録していきます[1]。睡眠日誌を用いることで，日々の睡眠パターンや長期的な経過を把握することができます。様式としては，たとえば**図1**があります。

- 寝床に入った時刻
- 寝付くまでに要した時間の長さ
- 実際に寝付いた時刻
- 途中で目覚めた回数と目覚めていた時間の長さ
- 最後に目覚めた時刻
- 寝床から出た時刻
- 日中に仮眠をとった時間の長さや時間帯

翌朝の**睡眠休養感**の程度も得点をつけるなどして記録します。まんがいち記録ができなかった日は，あとから記入したりせず，空欄のままにしておきます。また，タバコやアルコール，カフェイン等の嗜好品を摂取した場合は，その量と摂取時刻も記録します。

実際に睡眠日誌の記録を依頼する際は，記録するタイミングをあらかじめ決めておくこと良いかもしれません。翌朝など，記憶が鮮明なうちに思い出して記録するのが良いでしょう。毎日記録するのは手間がかかる作業なので，提出直前になって数日分をまとめて記入したり，自身で所持しているウェアラブルデバイスの睡眠指標を転記したりする場合があります。しかし，これらは，想起バイアスの影響を受ける，睡眠への主観が評価できない，といった問題が生じます。一方，できるだけ正確に記録しようとして**中途覚醒**するたびに記録しようとすると，睡眠を妨げてしまう懸念もあります。

客観にもとづく評価法

活動量計（アクチグラフ）

活動量計は，長期間，1日中腕や胴体に装着して過ごします。活動量計に組み込まれた加速度センサーによって，一定の秒数ごとの活動量を測定することで，睡眠・覚醒状態を判定します。活動量計は睡眠日誌と同様に，日々の睡眠パターンや長期的な経過の把握に適しています。客観に基づく評価にも限界があり，日中の短時間の居眠りの正確な判定の精度は，夜間睡眠ほど高くありません。また，覚醒しても完全に静止していた場合は，誤って睡眠状態にあると判定される場合があります。

その他のウェアラブルデバイス

近年，様々なメーカーから，睡眠・覚醒状態の評価が可能なウェアラブルデバイスが開発されています。これらの一部は，加速度に加えて心拍や血中酸素飽和度などの指標を複合的に測定し，

睡眠・覚醒状態の判定に加えて睡眠の深さや質も評価します。測定中の負担も大きくないことにより，睡眠の評価に取り入れやすい利点があるため，社会的にも普及しています。一方，デバイスごとに睡眠状態の判定アルゴリズムや評価の精度にばらつきがある点に留意が必要です。寝付くまでの時間や睡眠時間の長さなどは比較的共通して高い精度である一方，睡眠の深さはばらつきがあり改良の余地があるとの報告があります[2]。また，今後，日進月歩の技術の発展により精度が高まっていく可能性があるため，最新情報を参照しながら睡眠の評価に活用していくのが良いでしょう。

第三者からの報告

ベッドパートナーをはじめとした第三者からの報告は，比較的簡便に収集できる重要な情報となります。とくに，睡眠中のいびきや四肢の運動，睡眠中の発声や行動といった，睡眠中にみられる異常はあらかじめ確認しておくと良いでしょう。第三者に頼れない場合は，録音や録画も活用できます。

医療機関等で行われる検査

医療機関で行われる検査は，これまで紹介した客観的な評価方法に比べて精度が高く，医学的観点から睡眠に関連する異常を発見したり，診断を確定したりする目的で実施されます。ただし，たとえば慢性的な睡眠不足や不規則な生活リズムのような不適切な睡眠習慣や，第一夜効果（検査器具の装着や検査室という普段と異なる環境で眠ることが睡眠に影響を及ぼすこと）などが，検査結果の解釈に影響するため，様々な情報を統合する必要があります。

睡眠ポリグラフ検査（polysomnography：PSG）

睡眠状態や睡眠の問題の有無を包括的に把握する検査です。脳波や心電図，筋電図，呼吸曲線，眼球運動，血中酸素飽和濃度をはじめとした指標を一晩じゅう測定することで，睡眠・覚醒時間，睡眠の深さ，睡眠を妨害する事象の発生状況を評価します。

反復睡眠潜時検査（multiple sleep latency test：MSLT）

PSGと同様の指標を測定しながら，午前9時より2時間ごとに暗室で横になって目を閉じることを，4～5回程度繰り返します。消灯から睡眠までの時間の平均（平均睡眠潜時）が短いほど，日中の眠気が重症と評価します。また，**ナルコレプシー**の診断を確定させるための一環で，入眠後15分以内に**レム睡眠**が出現するかどうかについても，評価します。

覚醒維持検査（maintenance of wakefulness test：MWT）

覚醒状態を維持する能力を客観的に評価する検査です。薄暗い部屋で座った姿勢で安静に過ごし，脳波を用いて，消灯後から覚醒を維持できる時間（覚醒維持時間）を測定します。1回につき最大40分，2時間ごとに4回繰り返します。特定の睡眠障害の診断を行うためではなく，おも

に運転をはじめといた危険業務への従事の適否の判定に用いられます。

関連トピック 第3章第2節，第3章第5節，第3章第7節，第3章第9節，第3章第10節

引用文献

1) Carney, C.E., Buysse, D.J., Ancoli-Israel, S., Edinger, J.D., Krystal, A.D., Lichstein, K.L., Morin, C.M., The consensus sleep diary: standardizing prospective sleep self-monitoring, Sleep, Vol.35, No.2, 287-302, 2012.
2) Chinoy, E.D., Cuellar, J.A., Huwa, K.E., Jameson, J.T., Watson, C.H., Bessman, S.C., Hirsch, D.A., Cooper, A.D., Drummond, S.P.A., Markwald, R.R., Performance of seven consumer sleep-tracking devices compared with polysomnography, Sleep, Vol.44, No.5, zsaa291, 2021.
3) Doi, Y., Minowa, M., Uchiyama, M., Okawa, M., Kim, K., Shibui, K., Kamei, Y., Psychometric assessment of subjective sleep quality using the Japanese version of the Pittsburgh Sleep Quality Index (PSQI-J) in psychiatric disordered and control subjects, Psychiatry Research, Vol.97, No.2-3, 165-172, 2000.
4) 土井 由利子，ピッツバーグ睡眠質問票日本語版の作成，精神科治療学，13巻，6号，755-763，1998.
5) Buysse, D.J., Reynolds, C.F., 3rd, Monk, T.H., Berman, S.R. Kupfer, D.J., The Pittsburgh Sleep Quality Index: a new instrument for psychiatric practice and research, Psychiatry Research, Vol.28, No.2, 193-213, 1989.
6) Bastien, C.H., Vallières, A., Morin, C.M., Validation of the Insomnia Severity Index as an outcome measure for insomnia research, Sleep Medicine, Vol.2, No.4, 297-307, 2001.
7) 宗澤 岳史・Morin, C.M.・井上 雄一・根建 金男，日本語版不眠重症度質問票の開発，精神科治療学，24巻，2号，219-225，2009.
8) Soldatos, C.R., Dikeos, D.G., Paparrigopoulos, T.J., Athens Insomnia Scale: validation of an instrument based on ICD-10 criteria, Journal of Psychosomatic Research, Vol.48, No.6, 555-560, 2000.
9) Takegami, M., Suzukamo, Y., Wakita, T., Noguchi, H., Chin, K., Kadotani, H., Inoue, Y., Oka, Y., Nakamura, T., Green, J., Johns, M. W., Fukuhara, S., Development of a Japanese version of the Epworth Sleepiness Scale (JESS) based on item response theory, Sleep Medicine. Vol.10, No.5, 556-565, 2009.
10) Johns, M.W., Reliability and factor analysis of the Epworth Sleepiness Scale, Sleep, Vol.15, No.4, 376-381, 1992.
11) Horne, J.A., Ostberg, O.A., Self-assessment questionnaire to determine morningness-eveningness in human circadian rhythms, International Journal of Chronobiology, Vol.4, No.2, 97-110, 1976.
12) Ishihara, K., Saitoh, T., Inoue, Y., Miyata, Y., Validity of the Japanese version of the Morningness-Eveningness Questionnaire, Perceptual and Motor Skills, Vol.59, No.3, 863-866, 1984.
13) Roenneberg, T., Wirz-Justice, A., Merrow, M., Life between clocks: daily temporal patterns of human chronotypes, Journal of Biological Rhythms, Vol.18, No.1, 80-90, 2003.
14) Kitamura, S., Hida, A., Aritake, S., Higuchi, S., Enomoto, M., Kato, M., Vetter, C., Roenneberg, T., Mishima, K., Validity of the Japanese version of the Munich ChronoType Questionnaire, Chronobiology International, Vol.31, No.7, 845-850, 2014.
15) Chung, F., Yegneswaran, B., Liao, P., Chung, S.A., Vairavanathan, S., Islam, S., Khajehdehi, A., Shapiro, C.M., STOP questionnaire: a tool to screen patients for obstructive sleep apnea, Anesthesiology, Vol.108, No.5, 812-821, 2008.
16) 尾下 豪人・渕田 比呂志・伊藤 徳明・妹尾 美里・磯山 正子・山本 祐太郎・由田 彩佳・大﨑 慶子・川﨑 広平・奥崎 健，閉塞性睡眠時無呼吸症候群のリスク評価における日本語版 STOP-Bang テストの有用性，日本プライマリ・ケア連合学会誌，42巻，1号，26-31，2019.
17) Walters, A.S., LeBrocq, C., Dhar, A., Hening, W., Rosen, R., Allen, R.P., Trenkwalder, C., International Restless Legs Syndrome Study Group, Validation of the International Restless Legs Syndrome Study Group rating scale for restless legs syndrome, Sleep Medicine, Vol.4, No.2, 121-132, 2003.
18) Inoue, Y., Oka, Y., Kagimura, T., Kuroda, K., Hirata, K., Reliability, validity, and responsiveness of the Japanese version of International Restless Legs Syndrome, Study Group rating scale for restless legs syndrome in a clinical trial setting, Psychiatry and Clinical Neurosciences, Vol.67, No.6, 412-419, 2013.
19) Stiasny-Kolster, K., Mayer, G., Schäfer, S., Möller, J.C., Heinzel-Gutenbrunner, M., Oertel, W.H., The REM sleep behavior disorder screening questionnaire--a new diagnostic instrument. Movement Disorders, Vol.22, No.16, 2386-2393, 2007.

20) Miyamoto, T., Miyamoto, M., Iwanami, M., Kobayashi, M., Nakamura, M., Inoue, Y., Ando, C., Hirata, K., The REM sleep behavior disorder screening questionnaire: validation study of a Japanese version, Sleep Medicine, Vol.10, No.10, 1151-1154, 2009.

第 2 章
対人援助の場でよく認められる睡眠の困りごとに関する基礎知識

第2章第1節

就学前の子どもによく認められる睡眠の困りごとその対応

井上 真里

子どもの夜泣き・寝渋りは養育者の関わり方に注目

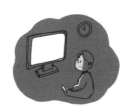

入眠関連型
手間のかかる条件がないと寝つけない

制限設定型
生活リズムや就寝前の行動によるベッドでの覚醒

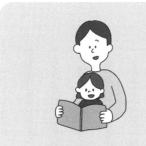
就寝前の習慣

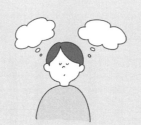
消去法

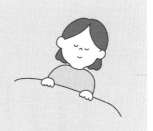
睡眠衛生

子どもの睡眠は気になることがたくさんあるが気にしないでよいことも…

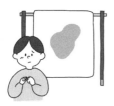
夜尿症

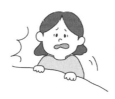
夜驚

これらは自然消失

- 適切な睡眠時間の確保が重要 ⇒ 安心して夜を迎えられるよう就寝前の習慣的な行動の確立が重要
- 夜泣き・寝渋りは，養育者の「良かれと思っての構いすぎ」に注目することが重要
- 子どもの睡眠の問題の多くは一過性であり，気にする必要はないが「むずむず脚症候群」・「睡眠時無呼吸」かもと思ったら医師に相談

就学前の子どもの睡眠の現状と基本的知識

近年，子どもの生活環境は大きく変化し，それらは子どもの睡眠にも影響を及ぼしています。子どもの健康的な睡眠は，その後の発達だけでなく，日々を健康に過ごすためにも，また，家族が健康的に過ごすためにも欠かせません。本節では，子どもの睡眠に関する基本的知識や様々な困りごととその対応について紹介します。

日本の子どもたちは，世界17の国や地域と比較して睡眠時間が最も短いといわれています（図1）[1]。睡眠不足による日中の眠気は時として，不機嫌さや落ち着きのなさとして表現されることもあります。子どもの睡眠は発達に伴い変化し，年齢によって睡眠‐覚醒リズムや必要とされる睡眠時間は異なります。特に睡眠‐覚醒リズムが未発達の時期には，養育者はまとまった休息がとれず睡眠不足を抱えることも多いことから，家族の健康のためにも，今後の睡眠発達の見通しを伝えることが重要です。

一般的に2カ月頃までは昼夜問わず2～4時間ほどの睡眠を繰り返し，3カ月頃から睡眠‐覚醒リズムが出現するといわれています。その後徐々に睡眠が夜間に集中し，6カ月頃にはほとんどの子どもが6時間以上のまとまった睡眠をとり始めます[2]。睡眠‐覚醒リズムの確立と並行し2歳頃になると昼寝は午後1回程に減少し，さらに5歳頃には夜間に十分な睡眠が確保されている場

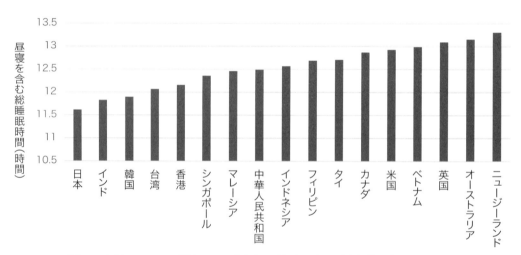

図1 各国の3-36カ月児の1日当たりの総睡眠時間（文献[1]をもとに作成）

表1 各年齢における推奨睡眠時間と許容範囲睡眠時間

年齢	推奨睡眠時間と許容睡眠時間（時間）		
新生児（0-3カ月）	(11-13)	**14-17**	(18-19)
乳児（4-11カ月）	(10-11)	**12-15**	(16-18)
幼児（1-2歳）	(9-10)	**11-14**	(15-16)
就学前（3-5歳）	(8-9)	**10-13**	(14)

文献[3]をもとに作成。太字は推奨時間，（ ）内は許容範囲時間を示す。

合，ほとんどみられなくなります。年齢に合った睡眠時間について，昼寝の時間を含め新生児期では14〜17時間，乳児期では12〜15時間，幼児期では11〜14時間，就学前期では10〜13時間とされています（**表1**）[3]。また，この時期の子どもの睡眠時間は個人差が大きいことも併せて伝えることが大切です。

就学前の子どもの睡眠の問題とその対応

行動性不眠症

子どもに特徴的な睡眠障害のひとつに，主に養育行動を要因とする行動性不眠症があり，これは**入眠関連型**と**制限設定型**，両者の特徴を併せ持つ**混合型**に大別されます[4]。入眠関連型は，寝かし付けるための条件が，長時間の揺り動かしやドライブなど非常に手間や時間のかかるものであったり，短時間の揺り動かしやお気に入りのタオルなど一般的な場合でも，その条件がないと入眠が大幅に遅れることを特徴とします。制限設定型は，養育者による子どもの生活リズムや就寝前の行動の管理・対応がうまくいっていなかったり，または一貫していない場合に見られ，主にベッドに入ることを拒むといった寝渋りによって，入眠が著しく遅れることを特徴とします。行動性不眠症は少なくとも6カ月以降の子どもにおいて診断がなされ，多くの場合，寝かし付けるための適切な条件の再構築や就寝に関する十分な養育行動がなされることで改善がみられます。

行動性不眠症への対応

就寝前のルーティン　子どもが落ち着いて就寝時刻を迎えられるように就寝前の習慣を確立する方法です。ここでは主に，入浴や歯磨き，トイレ，絵本の読み聞かせ，その日のことについての会話，おやすみの挨拶など，就寝前の行動を毎日同じ順番で行います。子どもの睡眠時間の延長や，入眠までにかかる時間の短縮などの効果が示されており，推奨事項として支持されています[5]。

睡眠衛生法　子どもの睡眠には養育者の知識やライフスタイルなどが強く影響します。そのため，子どもの健康的な睡眠に必要なことを知り，養育行動やライフスタイルを振り返ることや，夜間のみに着目するのではなく，日中の活動に目を向けることも大切です。子どもの健康的な睡眠を促す養育行動として以下が推奨されています[6]。

- 就床・起床時刻を一定にする。
- 就寝前のルーティンを確立する。
- 年齢にあった睡眠時間を確保する。
- 日中に運動をする。
- 電子機器をベッドに持ち込まない。
- 子どもが安心できる家庭の雰囲気をつくる。

消去法　6カ月以降の子どもの夜泣きや寝渋りについて，養育者と子ども，両者にとって良いことは，子どもが自力で自分を落ち着かせ，対処できるようになることです。消去法は，夜泣き

への対応が，泣いたりぐずったりすると良い結果（養育者の対応）が得られるという結びつきを強め，夜泣きを強化（行動が増える），維持しているという考えに基づいています。子どもが自力で自分を落ち着かせる力の習得を助ける，消去法と呼ばれる3つのアプローチを紹介します[7]。

① 修正なしの消去法

子どもが夜泣きをした際，一度様子を伺い安全が確認できたら，その後は朝のあらかじめ定めた時刻まで別室で過ごし，夜泣きに対して養育者が抱き上げたり，揺り動かすといった対応をしない方法です。夜泣きを強化する要因である養育者の対応をしないことで夜泣きが減少し，子どもは徐々に自力で自分を落ち着かせる力を身に着けていきます。いつも得られる養育者の対応がないことで，一時的ではありますが夜泣きや寝渋りがひどくなる可能性も併せて伝えることが大切です。このアプローチは数日以内で改善が見られ効果的である一方，夜泣きに対応しないことに不安やストレスを抱く養育者も多いため，その場合は他2つのアプローチが推奨されます。

② 段階的消去法

子どもが泣きだしたら，しばらくの間（3分～10分程度）は対応せず，それでも泣いている場合は，寝室に様子を見に行く方法です。この時，抱き上げたりはせず，様子を見て声をかける程度にとどめます。また，徐々に対応しない時間を延ばしていくことで，次第に子どもは自力で自分を落ち着かせる力を習得していきます。修正なし消去法に比べ養育者に受け入れられやすいものの，効果が得られるまで時間を要します。

③ キャンピングアウト法

抱き上げたり揺り動かしたりなどの対応は行わないものの，子どもが寝ている部屋や寝ている側にいる方法です。段階的な消去と同等の効果を持ち，子どもが自室を持たないことが多い日本において受け入れられやすい方法であると考えられます。

気にしたほうがよい問題や，自然消失するような問題

子どもの睡眠の問題のほとんどは年齢が上がるにつれて自然に消失し治療の必要がないものの，なかには診察や治療を要する可能性のあるものもあります。ここでは，就学前の子どもに見られる，気にした方がよい問題や自然消失するような問題について説明します。

気にしたほうがよい問題

手足のばたつきやいびきを伴う夜間の頻回な目覚めが見られる場合，むずむず脚症候群（restless legs syndrome：RLS）や閉塞性睡眠時無呼吸（obstructive sleep apnea：OSA）などの可能性が考えられます。RLSでは手足がむずむずしたり，周期的な四肢の動きが見られることがあります。子ども自身が症状を表現できなかったり，その認知度の低さから診断を受けているケースが非常に少なく，寝付く際の落ち着きのなさは，実はむずむずした脚の感覚からきていたということも少なくありません。OSAでは，寝ている間に気道がふさがり，呼吸がしづらくなり，いびきをかく，もしくは一時的に呼吸がとまるなどの症状が見られます。夜間の睡眠が妨害されていることから，十分な睡眠時間を確保していると考えられるにもかかわらず，日中の眠気やそ

れに伴う落ち着きのなさなどの日中の問題を呈することが特徴です。RLS, OSAはそれぞれ，薬物療法や外科的治療が必要とされることが多いことから，医療機関への受診が推奨されています[4),8)]。

自然消失するような問題

その他の自然消失するような問題に，夜驚や夜尿があります。夜驚とは，入眠から1～2時間経過した頃に突然起き上がり，泣き叫ぶといったパニック状態になることをいいます。こちらの呼びかけには応答せず，朝起きた際に子どもに確認をしても，本人は覚えていないことがほとんどです。突然このような状態になる子どもに驚く養育者も少なくありませんが，これらの症状は年齢が上がるにつれて自然に消失することが大半です[4)]。また，症状も15分程度で治まることが多く，無理に対処するのではなく，ベッドからの転倒など安全面への配慮と十分な睡眠時間の確保が優先されます。

夜尿については，排尿をコントロールする大脳のメカニズムが未発達なために5歳頃まではしばしば生じることがあります。日本夜尿症学会は夜尿への対応として，養育者のしつけや子どもの心理的な問題ではないことを伝え，就寝前の水分摂取の制限などの生活指導に取り組むことを推奨しています[9)]。その他の治療として，排尿を感知するとアラームがなり覚醒が促され，これを繰り返すことで，排尿に対するコントロール力を高めるアラーム療法があります[10)]。有効性は示されているものの，2023年現在も日本において保険診療として認められておらず，また，アラーム療法を受療可能な医療機関が少ない現状もあります。

まとめ

本節では，就学前の子どもの睡眠と困りごと，その対応について紹介しました。就寝前の習慣など夜間の対応も重要な一方で，日中に着目することも子どもの健康的な睡眠にとって重要です。よく身体を動かして疲れた日はぐっすり眠れることがあるかと思いますが，子どもにとっても同じです。運動を取り入れたり，規則正しい食事をとることは，睡眠だけでなく子どもの発達を支えるうえでも欠かせません。夜だけでなく，日中の身体活動や子どもの周りを取り巻く環境など，様々な視点から子どもの睡眠とそこからつながる子どもの健康を守ることが大切です。

関連トピック　第2章第2節，第2章第7節，第3章第1節

引用文献

1) Mindell, J.A., Sadeh, A., Wiegand, B., How, T.H., Goh, D.Y., Cross-cultural differences in infant and toddler sleep, Sleep Medicine, Vol.11, No,3, 274-280, 2010.
2) Pennestri, M.H., Laganière, C., Bouvette-Turcot, A.A., Pokhvisneva, I., Steiner, M., Meaney, M.J., Gaudreau, H., Mavan Research Team, Uninterrupted infant sleep, development, and maternal mood, Pediatrics, Vol.142, No.6, e20174330, 2018.
3) Hirshkowitz, M., Whiton, K., Albert, S.M., Alessi, C., Bruni, O., DonCarlos, L., Hazen, N., Herman, J., Katz, E.S.,

Kheirandish-Gozal, L., Neubauer, D.N., O'Donnell, A.E., Ohayon, M., Peever, J., Rawding, R., Sachdeva, R.C., Setters, B., Vitiello, M.V., Ware, J.C., Adams Hillard, P.J., National Sleep Foundation's sleep time duration recommendations: methodology and results summary, Sleep Health, Vol.1, No.1, 40-43, 2015.
4) Sateia, M.J., International classification of sleep disorders-third edition: highlights and modifications, Chest, Vol.146, No.5, 1387-1394, 2014.
5) Mindell, J.A., Williamson, A.A., Benefits of a bedtime routine in young children: Sleep, development, and beyond. Sleep Medicine Reviews, Vol.40, 93-108, 2018.
6) Allen, S.L., Howlett, M.D., Coulombe, J.A., Corkum, P.V., ABCs of SLEEPING: A review of the evidence behind pediatric sleep practice recommendations, Sleep Medicine Reviews, Vol.29, 1-14, 2016.
7) Whittall, H., Kahn, M., Pillion, M., Gradisar, M., Parents matter: barriers and solutions when implementing behavioural sleep interventions for infant sleep problems, Sleep Medicine, Vol.84, 244-252, 2021.
8) DelRosso, L.M., Mogavero, M.P., Ferri, R., Bruni, O., Chen, M.L., Update and progress in pediatric sleep disorders, The Journal of Pediatrics, Vol.239, 16-23, 2021.
9) 日本夜尿症学会（編），夜尿症診療ガイドライン2021．診断と治療社，2021．
10) Caldwell, P.H., Codarini, M., Stewart, F., Hahn, D., Sureshkumar, P., Alarm interventions for nocturnal enuresis in children, The Cochrane Database of Systematic Reviews, Vol.5, No.5, CD002911, 2020.

第2章第2節
児童・生徒によく認められる睡眠の困りごととその対応

田村 典久

思春期の子どもたちの睡眠の問題
「睡眠負債」と「社会的時差ぼけ」による日中の眠気

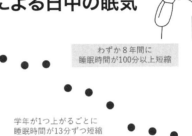

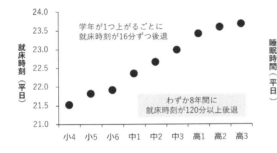

小学4年生〜高校3年生を対象とした調査結果（男女 10,804名）より作成

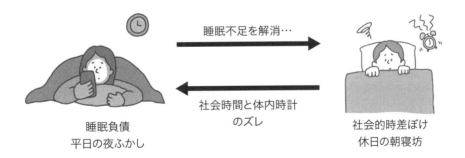

- 睡眠負債と社会的時差ぼけによる睡眠の乱れは、心身の健康や学業成績にも悪影響
- 睡眠の重要性や知識を獲得し、行動変容を促す睡眠教育が重要
- 日中の眠気の背景には、睡眠・覚醒相後退障害、ナルコレプシー、特発性過眠症が隠れていることも

思春期の児童・生徒に共通する睡眠習慣の特徴

　学校がある日の午前中，授業中にもかかわらず眠くて仕方がないことがありますか？
　これは，睡眠を中心とした生活習慣に関する文部科学省の調査[1]で，全国の小学校～高等学校771校の児童・生徒を対象に行われた質問項目です。2014年の時点では，小学生の10人に1人（10.5％），中学生の5人に1人（20.3％），高校生の3人に1人（36.6％）が，「学校がある日の午前中，授業中にもかかわらず眠くて仕方がないことがよくある」と回答していました。眠気は，概日リズムよりも短い周期の生理機能のリズムの影響を受けるため，日中に強まるのはごく自然なことです。しかし，児童・生徒に見られる授業中の強い眠気は，それ以上に，睡眠不足の影響を強く受けていると考えられています。
　思春期の睡眠習慣の特徴は就床時刻の遅れと睡眠時間の短縮です。島根県の小学4年生～高校3年生，計1万人を対象に睡眠習慣を調べた著者の取組みでは，小学4年生から5年生，5年生から6年生へと学年が1つ上がるごとに就床時刻が16分後退し，睡眠時間が13分減少し，小学4年生から高校3年生にかけて，わずか8年の間に就床時刻が120分以上遅れ，睡眠時間が100分以上短くなっていました。特に中学生以降の変化が著しく，先の全国調査では中学生の5人に1人（22％），高校生の2人に1人（47％）が深夜0時以降に就床し，3～4人に1人（24.8～31.5％）が，睡眠時間が十分ではないと回答していたのです[1]。
　睡眠時間が十分でない状態は「**睡眠不足**」を表しますが，この状態が続くと睡眠不足は借金のように累積し，「**睡眠負債**」という状態を招いてしまいます。これは，身体が必要としている睡眠時間よりも短く"ちょっと寝不足"が積み重なって起きる現象で，本人の自覚のないまま蓄積します。睡眠負債は，平日と休日の睡眠時間の差分から計算でき，その値が大きいほど蓄積していることを表しています。広島県の児童・生徒7,500人のデータを基に睡眠負債の程度を調べたところ，小学生では57分，中学生では91分，高校生では95分に達することがわかりました[2]。また，各学年の人数を重みとして睡眠負債の加重平均を算出し（76分），その値を満たす児童・生徒の割合を確認したところ，小学生と中学生では5人に2人（それぞれ39.3％と44.6％），高校生では2人に1人（52.8％）に1時間以上の睡眠負債があることが明らかとなりました。このように思春期の児童・生徒には就床時刻の遅れや睡眠不足が蔓延し，睡眠負債が蓄積している者が多く存在しているのです。

睡眠負債の解消を目的とした朝寝坊が招く社会的時差ぼけ

　睡眠負債を解消としようとして，休日の朝に遅い時間帯まで寝床で過ごした経験はみなさんもお持ちのことでしょう。しかし，この朝寝坊によって平日と休日で睡眠時間帯にズレが生じるため注意が必要です。平日と休日の睡眠時間帯のズレは**社会的時差ぼけ**と言い，社会的な時間と体内時計の不一致によって生じる現象を指します。時差ぼけが時間帯域の急速な移動によって生じるのに対して，社会的時差ぼけは社会生活を送るためのスケジュールに従った平日の睡眠と，個

人がもつ体内時計や睡眠欲求を反映した休日の睡眠との時間差によって生じます。例えば，平日は学校の始業時刻に遅刻しないように午後11時に就床し，午前6時に起床している生徒が，休日は午前1時に就床し，午前10時頃に起床している場合を考えます。平日は午後11時～午前6時の睡眠（睡眠の中央値は午前2時30分），休日は午前1時～10時の睡眠（睡眠の中央値は午前5時30分）で，平日と休日の睡眠中央値の差は3時間となり，これが社会的時差ぼけの程度を表しています。

　欧州の成人を対象とした大規模調査によれば，社会的時差ぼけを示さない者は1割程度で，7割が1時間以上の社会的時差ぼけを経験していたようです。日本の成人3,708名を対象とした調査では，社会的時差ぼけの平均値は55分，1時間以上の割合は40％でした[3]。一方，日本の中学生4,782名対象とした調査では社会的時差ぼけの平均値が67分，1時間以上の割合が51.1％でした[4]。同様に，中学生1,493名を対象とした調査でも，1時間以上の社会的時差ぼけの割合は53.7％でした。これらからみて，社会的時差ぼけは一般成人よりも思春期の生徒で頻度が高く，注視すべき睡眠問題のひとつとして考える必要があります。

睡眠負債と社会的時差ぼけによる健康影響

　睡眠負債や社会的時差ぼけは，短期的・長期的な健康影響をもたらすことが明らかにされています。これまでの研究報告から，大部分の人は6時間未満の睡眠を続けていると，日を追うごとに眠気が強くなりますが，1週間を超えたあたりで眠気は頭打ちとなり，それ以上強くなりません。その代わりに学校生活に求められる思考力が障害され，注意・集中力が低下し，細かいミスが目立つようになります。物事を計画したり判断したりする認知・実行機能も低下します。これは前頭連合野という意欲を高めたり，情緒を安定させたりする働きと強く関係する脳の領域が睡眠負債によって機能低下するためです。睡眠負債で前頭連合野が働かないと，他者の感情や表情の読み取り，張り詰めた状況の把握ができず，場の空気も読めなくなってしまうのです。実際に，米国の11～17歳の児童・生徒4,000人を対象とした研究では，習慣的な睡眠時間が6時間未満の者で1年後に学業成績の低下や，学校での対人関係上の問題が起こるリスクが高いことが確認されています[5]。さらに，頸部痛や背部痛，抑うつの発症リスクが高まることも明らかにされています[5]。このように，必要な睡眠時間が充足されない状態が続くと，短期的には日中の眠気やイライラなどの症状が，長期的には認知機能の低下や他者とのトラブル，学業成績の低下，抑うつ症状，疼痛といった重度の症状が現れやすくなるのです。

睡眠負債の軽減策としての学校での睡眠健康教育

　児童・生徒の睡眠問題に対する支援策として，睡眠教育が注目されています。これは睡眠問題の改善・軽減を目的として睡眠の重要性や改善策に関する知識を提供し，良質な睡眠を促す生活習慣（睡眠促進行動）を獲得させていく支援を指します。**図1**は睡眠教育プログラムの内容です。

50分の睡眠授業と2週間の目標行動のセルフモニタリングで構成されています。

　睡眠教育プログラムでは睡眠知識の獲得から睡眠促進行動の改善へと橋渡しを行い，睡眠習慣の改善につなげていくことをねらいとしています。そのため，睡眠授業では，①概日リズムの規則性を保つこと，②授業の合間・昼休みを利用した短時間仮眠の取得（10～15分の仮眠），③帰宅後の仮眠・居眠りの防止，④就寝1時間前の光環境の調整（スマホ・パソコンの利用を控える，室内照明の照明），⑤就寝前の脳と心身のリラックス（頭寒足熱，深部体温の低下）を重点項目とし，この項目に対応させながらクイズ形式の教材を作成します（図2）。

図1　学校での睡眠教育プログラムの流れと睡眠改善のポイント

正解だと思うことには○、違うと思うことには×をつけよう
（正解に1点、不正解に0点を配点し、合計点を算出：10点満点）

1. 【　】睡眠と肥満は関係ある？
2. 【　】人間の体のリズムは24時間ではない？
3. 【　】朝起きて、カーテンを開けない方がよい？
4. 【　】帰宅後（夕方）、眠くなったら寝たほうがよい？
5. 【　】休日は午後まで眠るのがよい？
6. 【　】寝ているときは体温が上がっている？
7. 【　】ベッドで携帯電話をいじるとよく眠れる？
8. 【　】眠る前にぬるめのお風呂に入るとよく眠れる？
9. 【　】眠れない時でもベッドで横になっているのはよい？
10.【　】眠る前に明るい所へ行かない方がよい？

図2　睡眠知識クイズ（中学生版）

次のことで、すでにできていることには○、頑張ればできそうなことには△、
できそうもないものには×

1.【　　】毎朝、ほぼ決まった時間に起きる
2.【　　】朝起きたら、太陽の光をしっかり浴びる
3.【　　】朝食をきそく正しく毎日とる
4.【　　】帰宅後は、夕方以降の居眠り（仮眠）をしない
5.【　　】夕食後以降、お茶、コーヒー等カフェインはさける
6.【　　】夕食後に夜食をとらない
7.【　　】ぬるめのお風呂にゆっくりつかる
8.【　　】午前0時までに寝床（ふとん）に入る
9.【　　】寝る前は、脳と体がリラックスできるよう心がける
10.【　　】休日も起床時刻が平日と2時間以上ずれないようにする

＊頑張ればできそうなこと△の中から、
改善してみようと思う目標の番号を1つ選ぼう！　目標（　　　）

図3　生活リズムチェックリスト（中学生版）

　目標行動を設定する際には、生活リズムチェックリストを用います（図3）。ここでは、睡眠促進行動の各項目に対して、すでにできていることには「○」、できていないけれど頑張ればできそうなことには「△」、できそうにないことには「×」で回答します。そして、「△（頑張ればできそうなこと）」の中から目標の選択を促します。これは「×」を「○」に変えようとすると目標が高すぎて途中で挫折してしまう可能性があるためです。目標行動の数は小中学生で1つ、高校生で3つが望ましいと考えられています。

　睡眠教育プログラムを実施することで、児童・生徒には、①睡眠知識が増加すること、②平日の睡眠時間が増加すること、③平日・休日の就床時刻が前進すること、④睡眠負債が減少すること、⑤起床時の気分が改善すること、⑥日中の眠気やイライラ、睡眠不足感が軽減すること、が確認されています。これらからみて、睡眠教育プログラムは、睡眠知識の向上だけでなく、目標行動や睡眠習慣、日中の眠気の改善に一定の効果が期待できる支援と考えられます。詳細な睡眠教育プログラムの内容は参考文献[6],[7]を確認してください。

思春期の児童・生徒に起こりやすい睡眠障害

　睡眠不足や日中の眠気を訴える児童・生徒の中には、医師の診断を要する睡眠障害が隠れている場合があるため注意が必要です。思春期の児童・生徒に多くみられる睡眠障害として、**睡眠・覚醒相後退障害**、**ナルコレプシー**、**特発性過眠症**が挙げられます[8]。

睡眠・覚醒相後退障害の特徴は，習慣的な睡眠・覚醒のタイミングが，慣習上あるいは社会的に許容される時間帯より通常2時間以上後退することです。典型的には午前3〜5時以降でないと入眠できず，午前9〜11時以降にやっと覚醒できるのです。無理して学校のスケジュールを合わせようとすると著しく睡眠時間が短縮し，午前中は過剰な眠気や集中力低下，倦怠感，頭重感のため，学校生活に支障をきたしてしまいます。一方，午後や夕方になると，これらの症状が消失するという特徴もあるため，周囲から怠惰であるとの印象をもたれやすくなってしまいます。

　ナルコレプシーの中核症状は，過眠です。入学試験中や対面での会話中など通常では考えられない場面でも，耐え難い眠気に襲われて，居眠りを繰り返します。過眠症状が「眠気」にとどまらず実際に「居眠り」につながるため，別名「居眠り病」と呼ばれています。もう一つの中核症状は，情動脱力発作です。これは笑う，驚くなど強い感情の動きや気分の高揚をきっかけに，筋肉の力が抜ける発作です。大笑いをすると膝がカクンと抜ける，面白い冗談を言おうとすると顎が落ち，呂律が回らなくなる，などが典型例です。

　特発性過眠症の中核症状は，充分な睡眠を確保しても目覚めが悪く，日中に漫然とした眠気が続くことを特徴としています。いったん居眠りをすると自然に目が覚めるまで1時間以上かかることが多く，覚醒後もぼんやりとした状態が遷延します。特発性過眠症の重症例では，起床時に記憶のないまま行動する「睡眠酩酊」と呼ばれる症状や，覚醒後に記憶がないままの行動を呈することがあります。

　このような症状によって児童・生徒は，周りから「怠け者」「たるんでいる」などと思われたり，学校生活に支障をきたしたりすることも少なくありません。疾患としての睡眠障害に対する正しい理解の輪が拡がることを期待します。

関連トピック　第1章第4節，第3章第1節，第3章第7節，第3章第8節

引用文献
1) 文部科学省，平成26年度「家庭教育の総合的推進に関する調査研究」―睡眠を中心とした生活習慣と子供の自立等との関係性に関する調査―，https://www.mext.go.jp/a_menu/shougai/katei/1357460.htm（2023年11月1日）.
2) 田村 典久・田中 秀樹，睡眠力の向上が「脱・睡眠負債」の鍵‼―眠りやすい夜を迎えるための週に3日の意識改革―，睡眠と環境，15巻，1号，27-37，2020.
3) Komada, Y., Okajima, I., Kitamura, S., Inoue, Y., A survey on social jetlag in Japan: a nationwide, cross-sectional internet survey, Sleep and Biological Rhythms, Vol.17, No.4, 417-422, 2019.
4) Tamura, N., Komada, Y., Inoue, Y., Tanaka, H., Social jetlag among Japanese adolescent: Association with irritable mood, daytime sleepiness, fatigue, and poor academic performance, Chronobiology International, Vol.39, No.3, 311-322, 2019.
5) Roberts, R.E., Roberts, C.R., & Duong, H.T. Sleepiness in adolescence: Prospective data on sleep deprivation, health and functioning, Journal of Adolescence, Vol.32, No.5, 1045-1057, 2009.
6) 田村 典久・田中 秀樹，学校での睡眠教育の実践手法と評価，日本睡眠環境学会（監修），睡眠環境学入門，全日本病院出版会，161-166，2023.
7) 田中 秀樹・宮崎 総一郎（編著），ストレスチェック時代の睡眠・生活リズム改善実践マニュアル―睡眠は健康寿命延伸へのパスポート―，全日本病院出版会，2020.
8) 駒田 陽子・井上 雄一（編著），子どもの睡眠ガイドブック―眠りの発達と睡眠障害の理解―，朝倉書房，2019.

第2章第3節

大人によく認められる睡眠の困りごととその対応

坂田 昌嗣

**成人以降，睡眠は短く朝型になる一方，
多くの人で睡眠不足，不眠症，睡眠時無呼吸が増加する**

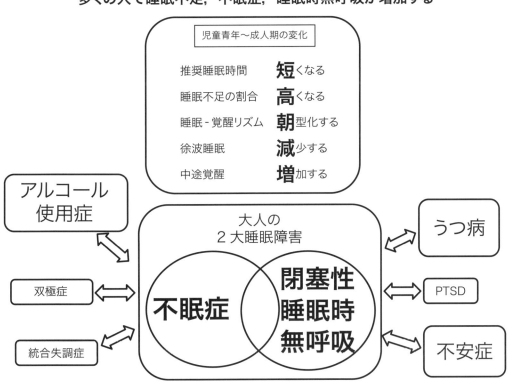

- 児童・青年期から成人期に移行する中で，睡眠時間は短くなり，徐波睡眠が減少，中途覚醒が増加する

- 必要とされる睡眠時間が確保できない大人が多い一方，加齢とともに生じる睡眠構造の変化を自覚しづらいために，不眠の訴えが多くなる。また，肥満化しやすい体型の変化とともに睡眠時無呼吸も多くなる

- 加齢とともに生じる睡眠の量や構造の変化，精神疾患との併存にもとづいた困りごとの見立てと対応が必要

児童青年期から成人期にかけての睡眠の変化

睡眠時間の変化

　児童期，青年期から大人になるにつれて，必要とする睡眠時間は短くなります。米国睡眠財団の推奨睡眠時間では，26〜64歳での睡眠時間は7〜9時間，個人差を考慮しても6〜10時間とされます[1),2)]。ところが，直近に実施された日本の国民生活基礎調査によれば，20歳以上の58％は6時間以上の睡眠を取れていましたが，残り41％は6時間以下となっていました[3)]。成人に必要な睡眠時間を考慮すると，3人に1人が十分な睡眠時間を確保できていないことが伺えます。中でも，社会の主力を担う30代後半から40代にかけて短時間となっていき，ピーク時は半数が6時間に満たない睡眠時間となっていました。これは，性別によってとくに大きな違いはみられませんでした。30〜40代は仕事や家庭，地域などで中心的な役割を担う世代であり，そのために睡眠が圧迫されているのかもしれませんし，心身の不調が発現しやすいために睡眠が何らかの形で妨げられているのかもしれません。いずれにせよ，成人の対象者と出会ったら，特に中高年の成人に出会ったら，原因がいずれかはさておき，おおよそ2人に1人は睡眠が不足していると見込んだ方がよさそうです（図1）。

　65歳を超えてくると，必要となる睡眠時間は短くてもよくなりますが[1),2)]，先述の国民生活基礎調査では，65歳以上の睡眠時間はそれより下の年代より長い傾向があります[3)]。仕事や家庭での役割が一段落し，睡眠時間がとれるようになったということかもしれません。しかし，活動量や代謝も低下する中で，生理的に必要とする睡眠時間と本人が望む睡眠時間との間にギャップが生じるためか（心理的にはより長く眠りたいが，身体的にはそこまで睡眠を必要としない状態），

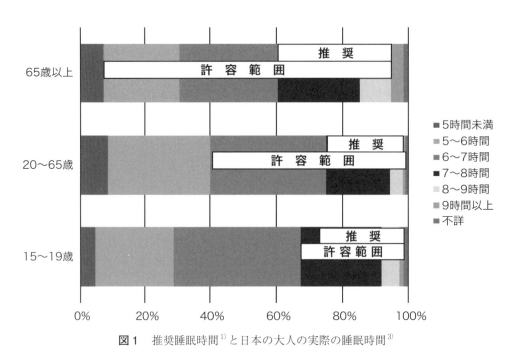

図1 推奨睡眠時間[1)]と日本の大人の実際の睡眠時間[3)]

特に女性において不眠症の有病率が増えてきます[4]。夜間寝床についている時間も60代から増えていき[5]、それが一部では不眠症の発症や持続の一因となります。

これら上記で紹介した調査は自記式の質問票を用いたものですが、超小型心電計を用いた68,604名の国内大規模調査でも、やはり20代と比べて30～50代で平均睡眠時間が短くなり、その後60代から長くなる傾向が認められています[5]。

睡眠構造の変化

青年期から成人期にかけて、そして成人後の加齢とともに、睡眠構造も変化してきます。もっとも目につきやすいのは、睡眠‐覚醒リズムの変化です。睡眠‐覚醒リズムの夜型化は大学生をピークとして、20代後半からどんどん前進してきます。就床時刻は20代では午前0時に近い時間である一方、加齢とともに早く就床するようになり、80代では午後9時台となります。起床時刻も同様に20代では午前7時半頃、その後40代から6時台となり、70代、80代ではほとんど6時に近い時刻となります[5]。支援の対象者が比較的若年であれば朝起きられない悩みを抱えることが多く、高齢であれば朝早く目が覚めすぎる悩みを持っていることが多いでしょう。しかし、どちらかというと社会的に困るのは朝起きられないことの方です。高齢者で早く目が覚めすぎる場合ならば、「年齢とともにそういう体質になっていきます」と伝えるだけでも安心される場合があります。しかし、若年者の起きられない悩みは、それが学業や職業など社会生活からの逸脱に直結するだけに、体質を知るそれだけではうまく収まらないことが多いです。それでも、対象者を支援する上で、自身の生体リズムを理解していくよう励ますこと、そして朝起きるのが困難な中、何とかしようとしている対象者の努力を称えることは、その人を少しでも力づけることができるでしょう。

一方で、加齢とともに脳波上では深い眠り（徐波睡眠）は少なくなり、反対に浅い眠りと中途覚醒が多くなります[6,7]。これは、睡眠時間の短縮や朝型化と同様、加齢によって必然的に生じる生理的変化です。それに抗って若いときと同じ睡眠の量と質を確保することは生理的に難しいことです。しかし、私たちは往々にして自身の加齢による身体的な変化を自覚することが困難です。そんな中、10年、20年前と同じようにぐっすり眠れる、たくさん眠れると期待することで、前述の通り実際の睡眠とのギャップに不安を感じ、慢性的な不眠を引き起こしてしまいます。不眠を訴える対象者に必要なのは、睡眠時間を延ばすことではなく（それは無理な場合が多いです）、眠気を適切に感じられるようになり、眠れない不安から自由に日常生活を送れるようになる支援と言えるでしょう。現在の身体に適した睡眠時間が分かるように睡眠日誌などの記録をとってもらいます。

成人の睡眠障害

成人の睡眠障害は多岐にわたりますが、ここでは有病割合が多い不眠症と睡眠時無呼吸（特に閉塞性睡眠時無呼吸）を取り上げます。

不眠症は、入眠困難、中途覚醒、早朝覚醒などの「眠れない」という主観的な症状とともに、

それによる苦痛感や日中の機能障害によって特徴づけられます。米国精神医学会の精神疾患の診断・統計マニュアル第5版（diagnostic and statistical manual of mental disorders, fifth edition：DSM-5）では、これらの困難が週に3晩以上、かつ3カ月以上持続する状態を不眠障害として定義しています。成人でもっとも多い睡眠の困りごとは診断基準を満たさない入眠困難や中途覚醒などの単独の不眠症状で、国内成人の大規模調査では男性12.2%、女性14.6%が何らかの不眠症状を訴えています[4]。不眠というのは基本的にその人の主観的な苦痛や不安に基づくべきものなので、紋切型に時間の長さで推し量るのは注意が必要ですが、目安として寝つきに30分以上かかる場合に入眠困難、そして途中で目が覚めている時間が30分以上かかる場合に臨床的な中途覚醒とみなされます。不眠症状と日中機能障害を満たすと、DSM-5や米国睡眠医学会の睡眠障害国際分類第3版の診断基準に合致しうる不眠症となります。そのように不眠症を厳密にとらえると、有病割合は男性で3.2%、女性で4.2%となります[4]。上述のように、多くの不眠の苦悩は、生理的な睡眠欲求と心理的な期待との落差によって生じます。したがって、繰り返しにはなりますが、その人が現在のライフサイクルの時点においてどれくらいの睡眠を身体が求めているのかを知ることが重要です。

　一方、閉塞性睡眠時無呼吸は、成人に高頻度で認められる睡眠障害です。夜間の睡眠中に繰り返される呼吸の消失（無呼吸）、または換気量の低下（低呼吸）によって夜間の睡眠が妨害され、日中の眠気や疲労感、回復感の欠如によって特徴づけられます。睡眠ポリグラフ検査（polysomnography：PSG）において1時間当たりの無呼吸または低呼吸の回数（無呼吸低呼吸指数；apnea- hypopnea index：AHI）が5回以上という一定の客観的な指標があるため、不眠症より基準が明確となっています。一方で、面接のみで診断することが難しく、対象者にとっては専門の検査を受けなければならないという負担があります。有病割合は世界的に高く、国によっては成人の半数を超えると推計されています。日本国内で明確な診断基準（PSGでのAHI≧5の存在）を使用した調査がないため、正確な有病割合は不明です。しかし、日本と類似した国からの推計では、30～69歳人口での有病割合は32.7%とされます[8]。これだけの多さは驚くべきことですが、それだけ多くの人が日中の眠気や熟睡感の欠如に悩まされていると予想されます（一部はほとんど自覚症状がありません）。また、後述のように、不安、抑うつなど広範囲の精神症状を引き起こしたり長引かせたりするため、それらの訴えを聞いたら、注意深く夜間のいびきや日中の眠気の訴えも聞き取っておく必要があります。

　睡眠時無呼吸の見立てのポイントは日中の眠気といびき、そしてときに不眠です。眠気は睡眠時無呼吸の患者によく見られる訴えですが、眠気そのものは単純な睡眠不足、概日リズムなど、複数の原因で生じうるため無呼吸の決定的証拠とはなりません。一方でいびきはより夜間の無呼吸または低呼吸を示唆する所見ですが、本人の自覚がないことがほとんどです。同居人がいるならばそちらからの情報収集が有効ですし、家族と会えない場合は「いびきをかいていると家族から言われたことがありますか？」（「いびきをかくことはありますか？」ではなく）のような他者評価について質問するとよいでしょう。不眠を訴える対象者の中でも、「一睡もできていない」と訴える人の中には睡眠時無呼吸が隠れている場合があります。何らかの不眠に悩む人のうち、35%は睡眠時無呼吸を併存しており[9]、近年、不眠症と睡眠時無呼吸の併存例はCOMISA（comorbid insomnia and sleep apnea）として、その概念化と治療アルゴリズムが議論

されています。まだ知見数は少ないですが，睡眠時無呼吸の治療に用いられる持続陽圧呼吸療法（continuous positive airway pressure：CPAP）を導入する前でも，不眠に対する認知行動療法（cognitive behavioral therapy for insomnia：CBT-I）によって不眠は改善することが報告されてきています[10),11)]。つまり，睡眠時無呼吸が疑われた場合，専門外来への受診，治療開始を待っている間にでも，不眠は不眠としてCBT-Iで治療することで改善しうるのです。

精神疾患の併存

成人においても睡眠の問題はメンタルヘルスの不調と密接に関連しています。

不眠症はうつ病，不安症，そしてアルコール使用症，統合失調症の発症の予測因子になりますし[12)]，不眠症を治療することでうつ病を予防することが可能だとわかってきています[13)]。そもそも，いくつかの精神疾患では，睡眠の問題がその診断基準の一部となっています。DSM-5では，うつ病では不眠または過眠，双極症の躁病エピソードまたは軽躁病エピソードでは睡眠欲求の欠如，全般不安症と心的外傷後ストレス症（posttraumatic stress disorder：PTSD）では入眠困難や中途覚醒を主とする睡眠の障害が1つの症状として記載されています[14)]。

また，診断基準に含まれていなくても，多くの精神疾患に併存して睡眠の問題が生じている場合があります。統合失調症では初期から慢性期にかけて夜間の睡眠構造が障害されてきます[15)]。

調査によってばらつきはあるものの，睡眠時無呼吸も成人の精神疾患との併存がよく認められ[16)]，とくにうつ病（臨床現場で0-66％，地域で7-44％），PTSD（臨床現場で1-83％，地域で46-50％）の患者では睡眠時無呼吸の併存割合が多いことがわかっています[17)]。確かに，熟睡感の欠如や覚醒水準の調整に困難がある点など，両者は睡眠時無呼吸と類似した症状を持っています。これらの患者の中に睡眠時無呼吸を見つけたら，CPAPなどで治療することでいくつかの症状が軽快するかもしれません。CPAPによる夜間睡眠の改善により，抑うつや不安も軽減することが知られています[18)]。効果をみた研究では，まだ臨床試験などによる根拠は蓄積されていませんが，ケースシリーズ研究でPTSDに併存する睡眠時無呼吸をCPAPで治療すると，悪夢も軽減する可能性が示唆されています[19)]。

[関連トピック] 第2章第5節，第2章第6節，第3章第5節

引用文献

1) Hirshkowitz, M., Whiton, K., Albert, S.M., Alessi, C., Bruni, O., DonCarlos, L., Hazen, N., Herman, J., Katz, E.S., Kheirandish-Gozal, L., Neubauer, D.N., O'Donnell, A.E., Ohayon, M., Peever, J., Rawding, R., Sachdeva, R.C., Setters, B., Vitiello, M.V., Ware, J.C., Adams Hillard, P.J., National Sleep Foundation's sleep time duration recommendations: Methodology and results summary, Sleep Health, Vol.1, No.1, 40-43, 2015.
2) Hirshkowitz, M., Whiton, K., Albert, S.M., Alessi, C., Bruni, O., DonCarlos, L., Hazen, N., Herman, J., Adams Hillard, P.J., Katz, E.S., Kheirandish-Gozal, L., Neubauer, D.N., O'Donnell, A.E., Ohayon, M., Peever, J., Rawding, R., Sachdeva, R.C., Setters, B., Vitiello, M.V., Ware, J.C., National Sleep Foundation's updated sleep duration recommendations: Final report, Sleep Health, Vol.1, No.4, 233-243, 2015.

3) 厚生労働省政策統括官付参事官付世帯統計室，令和4年国民生活基礎調査（健康），https://www.e-stat.go.jp/stat-search/files?page=1&layout=datalist&toukei=00450061&tstat=000001206248&cycle=7&tclass1=000001206254&tclass2val=0（2023年11月1日）.
4) Itani, O., Kaneita, Y., Munezawa, T., Mishima, K., Jike, M., Nakagome, S., Tokiya, M., Ohida, T., Nationwide epidemiological study of insomnia in Japan, Sleep Medicine, Vol.25, 130-138, 2016.
5) Li, L., Nakamura, T., Hayano, J., Yamamoto, Y., Age and gender differences in objective sleep properties using large-scale body acceleration data in a Japanese population, Scientific Reports, Vol.11, No.1, 9970, 2021.
6) Ohayon, M.M., Carskadon, M.A., Guilleminault, C., Vitiello, M.V., Meta-analysis of quantitative sleep parameters from childhood to old age in healthy individuals: Developing normative sleep values across the human lifespan, Sleep, Vol.27, No.7, 1255-1273, 2003.
7) Ohayon, M., Wickwire, E.M., Hirshkowitz, M., Albert, S.M., Avidan, A., Daly, F.J., Dauvilliers, Y., Ferri, R., Fung, C., Gozal, D., Hazen, N., Krystal, A., Lichstein, K., Mallampalli, M., Plazzi, G., Rawding, R., Scheer, F.A., Somers, V., Vitiello, M.V., National Sleep Foundation's sleep quality recommendations: First report, Sleep Health, Vol.3, No.1, 6-19, 2017.
8) Benjafield, A.V., Ayas, N.T., Eastwood, P.R., Heinzer, R., Ip, M.S.M., Morrell, M.J., Nunez, C.M., Patel, S.R., Penzel, T., Pépin, J.L., Peppard, P.E., Sinha, S., Tufik, S., Valentine, K., Malhotra, A., Estimation of the global prevalence and burden of obstructive sleep apnoea: A literature-based analysis, The Lancet Respiratory Medicine, Vol.7, No.8, 687-698, 2019.
9) Zhang, Y., Ren, R., Lei, F., Zhou, J., Zhang, J., Wing, Y.K., Sanford, L.D., Tang, X., Worldwide and regional prevalence rates of co-occurrence of insomnia and insomnia symptoms with obstructive sleep apnea: A systematic review and meta-analysis, Sleep Medicine Reviews, Vol.45, 1-17, 2019.
10) Tu, A.Y., Crawford, M.R., Dawson, S.C., Fogg, L.F., Turner, A.D., Wyatt, J.K., Crisostomo, M.I., Chhangani, B.S., Kushida, C.A., Edinger, J.D., Abbott, S.M., Malkani, R.G., Attarian, H.P., Zee, P.C., Ong, J.C., A randomized controlled trial of cognitive behavioral therapy for insomnia and PAP for obstructive sleep apnea and comorbid insomnia: Effects on nocturnal sleep and daytime performance, Journal of Clinical Sleep Medicine, Vol.18, No.3, 789-800, 2022.
11) Ong, J.C., Crawford, M.R., Wallace, D.M., Sleep apnea and insomnia: Emerging evidence for effective clinical management, Chest, Vol.159, No.5, 2020-2028, 2021.
12) Hertenstein, E., Feige, B., Gmeiner, T., Kienzler, C., Spiegelhalder, K., Johann, A., Jansson-Fröjmark, M., Palagini, L., Rücker, G., Riemann, D., Baglioni, C., Insomnia as a predictor of mental disorders: A systematic review and meta-analysis, Sleep Medicine Reviews, Vol.43, 96-105, 2019.
13) Irwin, M.R., Carrillo, C., Sadeghi, N., Bjurstrom, M.F., Breen, E.C., Olmstead, R., Prevention of incident and recurrent major depression in older adults with insomnia: A randomized clinical trial, JAMA Psychiatry, Vol.79, No.1, 33-41, 2022.
14) American Psychiatric Association, Diagnostic and Statistical Manual of Mental Disorders 5th Edition, American Psychiatric Association, 2013.
15) Bagautdinova, J., Mayeli, A., Wilson, J.D., Donati, F.L., Colacot, R.M., Meyer, N., Fusar-Poli, P., Ferrarelli, F., Sleep abnormalities in different clinical stages of psychosis, JAMA Psychiatry, Vol.80, No.3, 202-210, 2023.
16) Stubbs, B., Vancampfort, D., Veronese, N., Solmi, M., Gaughran, F., Manu, P., Rosenbaum, S., De Hert, M., & Fornaro, M., The prevalence and predictors of obstructive sleep apnea in major depressive disorder, bipolar disorder and schizophrenia: A systematic review and meta-analysis, Journal of Affective Disorders, Vol.197, 259-267, 2016.
17) Gupta, M.A., Simpson, F.C., Obstructive sleep apnea and psychiatric disorders: A systematic review, Journal of Clinical Sleep Medicine, Vol.11, No.2, 165-175, 2015.
18) Gupta, M.A., Simpson, F.C., Lyons, D.C., The effect of treating obstructive sleep apnea with positive airway pressure on depression and other subjective symptoms: A systematic review and meta-analysis, Sleep Medicine Reviews, Vol.28, 55-68, 2016.
19) Tamanna, S., Parker, J.D., Lyons, J., Ullah, M.I., The effect of continuous positive air pressure (CPAP) on nightmares in patients with posttraumatic stress disorder (PTSD) and obstructive sleep apnea (OSA), Journal Clinical Sleep Medicine, Vol.10, No.6, 631-636, 2014.

第2章第4節
高齢者によく認められる睡眠の困りごととその対応

尾崎 章子

高齢者の睡眠には加齢に加え，さまざまな要因が関連

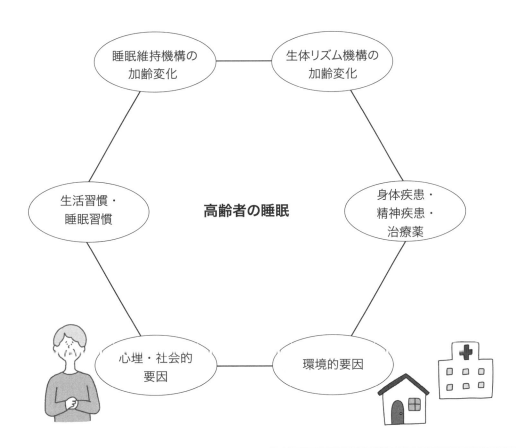

- 24時間全体で高齢者の生活をアセスメントし，生活リズムの観点から昼夜のメリハリのある生活を支援
- 医療現場では，援助者側から高齢者の睡眠にアプローチすることが大切
- 介護施設では，高齢者の生活習慣や希望を尊重した柔軟な生活スケジュールを
- 在宅の現場では，家族介護者の睡眠の確保も重要

高齢者の睡眠の特徴

睡眠構築の加齢変化に関して,いくつかのメタ分析が報告されています[1),2)]。睡眠を他覚的に評価する睡眠ポリグラフ検査を用いて夜間睡眠を調べた論文が対象です。これらによれば,総睡眠時間の短縮,中途覚醒の顕著な増加,入眠潜時および総睡眠時間に占める浅い睡眠の割合の緩やかな増加,睡眠効率の低下が認められます。一方,徐波睡眠やレム睡眠は減少傾向にありますが,総睡眠時間に占める割合はほとんど変化がみられません(図1)。中途覚醒の増加は顕著である一方,入眠潜時の延長は緩やかであることから,高齢者の睡眠時間の短縮は睡眠を開始する機能よりも,睡眠を維持する機能の低下によるものといわれており,睡眠維持機構の加齢変化が指摘されています[2)]。

高齢者では,睡眠時間に比べて床上時間(就床時刻から起床時刻までの時間)[3)]が相対的に延長しています。客観的に測定した実際に眠ることのできる時間は加齢とともに短くなるのに対し,実生活では年齢が高くなるほど床上時間が長くなっています。これは若年者に比べて高齢者では,学校や就労などの社会的制約が少なく,多くの時間を睡眠に充てることができるためと考えられています。

夜間睡眠の出現タイミングについても,加齢に伴い睡眠相が前進します。高齢者では就床時刻,起床時刻が若年者に比べて早まり,早寝早起きとなります。最も直近に実施された国の統計調査[3)]では,20歳代前半では平日,休日ともに就床時刻の平均は真夜中を過ぎていますが,年齢が高くなるとともに前進し,60歳代では22時台,80歳代は21時台に就床しています。起床時刻の平均は,20歳代が平日,休日ともに最も遅く,年齢階級が上がるにつれて徐々に前進しています。加齢による位相前進の度合いは女性よりも男性が大きいと言われています。

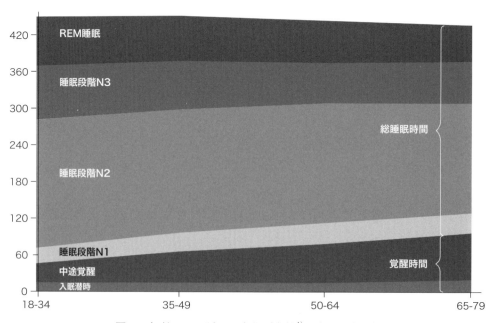

図1 加齢による睡眠の変化(文献[1)]をもとに作成)

また，加齢とともに昼寝の出現頻度も増加します。高齢者のコホート調査のメタ分析では，30分以上の昼寝をする男性は，30分未満に比べて死亡リスクが高まることが示されています[4]。一方，健康で意欲的な高齢者は30分程度の昼寝習慣を持つ人が多いという報告もあります[5]。高齢者における昼寝の健康アウトカムに対する効果については，夜間の睡眠時間，昼寝の特性やタイミング，習慣化の有無などを考慮した検討が必要と考えられます。

高齢者に認められる睡眠問題

(1) 不　眠

　60歳以上の日本人の3人に1人が不眠を自覚しています。入眠障害では若年者と高齢者で有意な差は認められませんが，中途覚醒，早朝覚醒は高齢者で有意に多くなります。ただし，中途覚醒や早朝覚醒を主訴とする高齢者の中に，極端な早寝早起きが含まれていることに注意する必要があります。前述したように睡眠時間は加齢とともに短縮します。そのため，早い時刻から就床すると，必要な睡眠が夜半に終了してしまいます。これを中途覚醒や早朝覚醒と認識してしまう高齢者もいます。そして，早朝の太陽光への暴露によって睡眠時間帯が前進し，早寝早起きがさらに促進されてしまいます。

　高齢者の睡眠問題の原因は，**睡眠維持機構**や**生体リズム機構**の老化，身体疾患や精神疾患と治療薬，生活習慣，心理・社会的要因，環境的要因など様々です。これらの要因が重複していることも少なくありません。なかでも，不適切な睡眠習慣によって不眠症状が引き起こされていることがしばしばみられます。前述したように高齢者では，**必要な睡眠時間**に対して**床上時間が過剰**になる傾向にあります。必要以上に長い間，床に就いていると中途覚醒が出現し，**睡眠効率が低下**します[6]。睡眠効率が低下すると**睡眠休養感**が損なわれ，睡眠休養感を取り戻すために，少しでも長く睡眠をとろうとして長時間床に就くという悪循環に陥りがちです。加えて，夜間不眠から日中の居眠りやうたた寝をして，結果的に不規則な睡眠・覚醒リズムが形成されてしまうことがあります。

(2) せん妄

　せん妄とは身体的異常や薬物の使用を原因として急性に発症する意識障害（意識変容）を本態とし，失見当識などの認知機能障害や幻覚妄想，気分障害などの精神症状を呈する病態[7]で，症状には変動があり，過活動型と低活動型，混合型に分類されます。せん妄の本態は意識の障害ですが，症状の中心は睡眠・覚醒リズム障害，注意の障害，思考の障害（妄想など）です[7]。しかし，現場では医療者が十分に把握できず，見逃しが多いといわれています。せん妄の直接因子となるのは脳疾患，感染症，水・電解質異常，薬剤の副作用などです。加齢や認知症はせん妄の準備因子とされており，入院患者の高齢化に伴って遭遇する頻度は高くなります。せん妄の促進因子として，身体的要因（痛み，脱水，聴力低下，身体拘束等），精神的要因（不安，抑うつ等），環境変化（入院，ICU入室，騒音等），睡眠（不眠，睡眠障害）などが挙げられています。その

ため，せん妄の発症予防や治療には夜間睡眠の確保と適切な睡眠・覚醒リズムの保持は重要です。また，ベンゾジアゼピン系睡眠薬はせん妄を誘発・悪化させる可能性があるため，単独での使用には十分な注意を要します[7]。

（3）睡眠呼吸障害

加齢とともに閉塞性睡眠時無呼吸（obstructive sleep apnea：OSA）の有病率は増加します。高齢者ではOSAによる夜間頻尿とそれに伴う中途覚醒は転倒の原因ともなります。近年では，OSAと認知症との関連が指摘されています。

他の疾患と併存して生じやすい睡眠問題

（1）アルツハイマー型認知症

アルツハイマー型認知症患者では，約4割になんらかの不眠が認められます。入眠潜時の延長，深い睡眠の減少，レム睡眠の減少，夜間中途覚醒の増加と日中の昼寝の増加がみられます。アルツハイマー型認知症の中期から後期にかけて夜間せん妄，徘徊，興奮，日没症候群（たそがれ現象）なども認められます。進行すると，概日リズムのメリハリが損なわれ，不規則型の睡眠・覚醒リズムを呈する頻度が高まります。

（2）パーキンソン病

パーキンソン病では睡眠障害の有病率は高く，中途覚醒，早朝覚醒，日中の過眠などが認められます。レストレスレッグス症候群を合併しているケースでは入眠障害がみられます。また，レム睡眠行動障害は前駆期（神経変性は始まっているが運動症状は出現していない時期）から運動症状の発現早期に認められる頻度の高い症状です。

（3）レビー小体型認知症

レビー小体型認知症は病初期には著明な記憶障害は認められませんが，パーキンソニズム，嗅覚障害，幻視，せん妄など多彩な臨床症状を呈します。アルツハイマー型認知症に比べ，過眠など睡眠障害の有病率は高く，特にレム睡眠行動障害は認知機能の低下に先行してしばしば認められます。

高齢者への援助職が睡眠問題にどのようにかかわるか

睡眠というと夜間のみに着目しがちですが，夜間不眠の原因が日中の行動や過ごし方にあったり，日中の眠気や心身の不調の原因が夜間睡眠にあったりします。そのため，24時間全体で高齢者の生活をアセスメントすることが重要です。在宅高齢者の睡眠についても同様です。例えば

昼寝は家族にとって負担になりにくいため困りごととして語られにくく，夜間の睡眠障害に関するエピソードに偏りがちです。そのため，できれば1週間程度の生活日誌をつけてもらうと生活リズムがおおよそ把握できるでしょう。生活リズムの観点から，食事の時刻，運動などの身体活動，外出，太陽光に曝露される時間帯，昼寝や居眠りなど生活行動全般を把握し，昼夜のメリハリのある生活を送れるよう支援することが重要です。

医療現場では，睡眠は生命危機に直結しないという理由から，目の前の課題対応が優先され，睡眠や休息への配慮は後回しになりがちです。不眠を単独で自ら訴える高齢者は多くありません。援助職側から睡眠を切り口にかかわることで，ストレスやこころの問題に触れやすくなり，一歩踏み込んだ支援につなげることが可能と感じています。

介護施設は積極的な治療を行わない，いわゆる生活の場です。集団生活であってもいかに個人の生活リズムを整えるかがケアとして重要です。消灯時刻が決まっているからといって無理に寝かせてはいませんか。健康のためには規則正しい生活を送ることは重要です。一方で「夜は眠れなければ（眠らせなければ）ならない」という固定観念を取り払い，高齢者の生活習慣や希望を尊重して柔軟に対応していくことも大切と考えます。

家族介護者における不眠の負担軽減

家族介護者における夜間介護による睡眠の問題は，在宅療養の断念（施設入所）を余儀なくされる主な要因です。近年，夜間介護は家族介護者の睡眠に長期的な影響を及ぼすことが分かってきました。介護を終えて10年を経てもなお夜間の不安，不眠，悪夢に悩まされること，睡眠の質は介護以前のレベルまで回復していないこと[8]が明らかになっています。

家族介護者の不眠の負担軽減には，①在宅患者に対するケアを通した間接的な支援と，②家族介護者の睡眠にアプローチする方法が考えられます[9]。①については，発熱など在宅患者の健康状態が不安定であると，家族は昼夜の対応に追われることになります。在宅患者の病状が安定し，良好な眠りを得られれば家族も睡眠を確保することができます。高齢者の夜間の体調変化時に備え，24時間の相談・訪問体制のある訪問看護や定期巡回・随時対応訪問介護・看護を利用すると安心でしょう。②には，家族介護者を対象とした睡眠衛生教育，不眠に対する認知行動療法，**レスパイトケア（respite care）** の利用があります。介護を一時休止し，責任から解放されるレスパイトケアは，介護負担の軽減だけでなく，睡眠改善の効果も期待されています。

[関連トピック] 第1章第5節，第3章第2節

引用文献

1) Boulos, M.I., Jairam, T., Kendzerska, T., Im, J., Mekhael, A., Murray, B.J., Normal polysomnography parameters in healthy adults: a systematic review and meta-analysis, The Lancet. Respiratory Medicine, Vol.7, No.6, 533-543, 2019.
2) Ohayon, M.M., Vecchierini, M.F., Daytime sleepiness and cognitive impairment in the elderly population,

Archives of Internal Medicine, Vol.162, No.2, 201-208, 2002.
3) 総務省，令和3年社会生活基本調査，https://www.stat.go.jp/data/shakai/2021/index.html（2023年11月1日）．
4) da Silva, A.A., de Mello, R.G., Schaan, C.W., Fuchs, F.D., Redline, S., Fuchs, S.C., Sleep duration and mortality in the elderly: A systematic review with meta-analysis, BMJ Open, Vol.6, No.2, e008119, 2016.
5) 田中 秀樹，高齢者の意欲的なライフスタイルと睡眠生活習慣についての検討，老年精神医学雑誌，Vol. 7, 1345-1350, 1996.
6) Wehr, T.A., The impact of changes in nightlength (scotoperiod) on human sleep, Turek, F.W., Zee, P.C.S. (eds.), Regulation of sleep and circadian rhythms, Marcel Dekker, Inc., 263-285, 1999.
7) 谷向 仁，がん医療におけるせん妄，日本サイコオンコロジー学会・日本がんサポーティブケア学会（編），がん患者におけるせん妄ガイドライン2019年版，金原出版株式会社，10-12, 2019.
8) Corey, K.L., McCurry, M.K., When caregiving ends: the experiences of former family caregivers of people with dementia. The Gerontologist, Vol.58, No.2, e87-e96, 2018.
9) 尾崎 章子・大橋 由基，認知症高齢者の家族の介護負担を軽減するための不眠対策，Geriatric Medicine, Vol.56, No.1, 61-64, 2018.

第2章第5節

身体疾患に併存する睡眠の困りごととその対応

田中 春仁

様々な身体疾患で睡眠障害が併存し，両者は双方向的に影響する

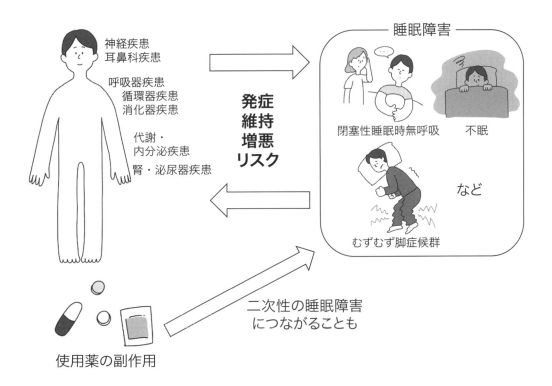

- 特に閉塞性睡眠時無呼吸はさまざまな身体疾患との併存が認められている
- 身体疾患と睡眠障害には互いに共通の病理を有するもの，一方が他方の発症・維持・悪化リスクを高めるものがある
- 身体疾患で日中の活動量の低下から，夜間の睡眠圧が低下し不眠を呈することも多い

表1 身体疾患と睡眠障害

		不眠	OSA	CSA	RLS/PLM	RBD	リズム	過眠	睡眠不足
内分泌代謝	肥満		◎+						○←
	妊娠		△↑		△↑				
	女性更年期障害	○↑							
	II型糖尿病		◎+		△↑				△←
	甲状腺機能低下症		△↑						
循環器	高血圧		◎←						○←
	心房細動		◎←						
	虚血性心疾患		◎←						
	心不全		○←	○↑	△↑				
	脳血管障害	○↑	○←	○↑	△↑				
神経	パーキンソン病	○↑			△+	○+		○↑	
	アルツハイマー病	△+	△←?				○↑		
	レビー小体型認知症					◎+			
	頭痛/片頭痛	○	○←						
	てんかん		○←						
消化器	胃食道逆流		◎←						
耳鼻科	めまい		○←						
	アレルギー性鼻炎	○↑	○↑						
皮膚科	アトピー性皮膚炎	◎↑							
眼科	緑内障		△←						
腎,泌尿器	夜間頻尿	○+	◎←						
	透析	◎←	◎←		◎↑		○↑		
呼吸器	気管支喘息		○+						
	慢性閉塞性肺疾患	△↑							
薬物		カフェイン アルコール	鎮静系		DA抑制系 PPI	SSRI		鎮静系	

程度:◎かなり（30％以上），○よく（10〜30％未満），△時々（10％未満）
因果関係:↑身体疾患が原因で睡眠問題へ，←睡眠問題が原因で身体疾患へ，+双方向性，?疑わしい
OSA:閉塞性睡眠時無呼吸，CSA:中枢性睡眠時無呼吸，RLS/PLM:むずむず脚症候群／周期性四肢運動，RBD:レム睡眠行動障害，DA:ドパミン，PPI:プロトンポンプ阻害薬，SSRI:選択的セロトニン再取り込み阻害薬

身体疾患と睡眠の困りごとの双方向性

　身体疾患においては様々な「睡眠の困りごと」が併存します。「睡眠の困りごと」とは，日常生活で体験する睡眠問題から医学的な診断に該当する睡眠障害までを含む幅広い概念です。身体疾患に併存する睡眠の困りごとは，身体疾患の結果であると同時に身体疾患の発症・維持・増悪因子であり，身体疾患と睡眠の困りごとの両者の**双方向性**を考えることが大切です（**表1**）。また身体疾患での治療で使用される薬物が睡眠へ影響を与えることもあります。そのため，身体疾患やその治療のために使用される薬物と睡眠の困りごととの関連性を知っておくことは対人援助職にとって重要です。ここでは，睡眠の困りごとと関連の深い身体疾患や身体疾患の治療に使用される薬物を列記していきます。

内分泌・代謝疾患

　・肥満：肥満とは，身長に比して体重が重い状態であり，主にbody mass index（BMI：kg単位の体重をm単位の身長の2乗で除した値）が25以上で肥満と定義されます。閉塞性睡眠時無

呼吸（obstructive sleep apnea：OSA）が，肥満を起こすことがあります[1]。

・妊娠：妊娠中の体重増加に伴い高度肥満（BMI≧35）を起こすとOSAが起きてきます。妊娠中のイビキに注意しましょう。また妊娠期には胎児の成長に伴う鉄需要の増加から鉄欠乏になりやすく，鉄欠乏がドパミンの生成過程の促進に関係していることからドパミン系神経が関与するむずむず脚症候群（restless legs syndrome：RLS）が起きやすくなります。

・Ⅱ型糖尿病：Ⅱ型糖尿病とは，体質に加えて食習慣の乱れや運動不足に伴い，膵臓から分泌される血糖値を下げるホルモンであるインスリン分泌不全やインスリン抵抗性が生じる疾患です。Ⅱ型糖尿病は肥満を併存することも多いため睡眠障害との関連も強いですが，最近では血糖コントロールの不良そのものと睡眠障害が関連していることがわかってきました。OSAに対する持続陽圧呼吸療法（continuous positive airway pressure：CPAP）で血糖コントロールが改善することもあります。

・甲状腺機能低下症：甲状腺機能低下症とは，身体全体の代謝を促進する働きをもつ甲状腺ホルモンの作用が低下した状態です。OSAの約0.4〜3.0％に認められます[2]。これは一般人口での有病率と大差はありません。

循環器疾患（図1[3]）

・高血圧：高血圧とは，診察室での拡張期血圧が90 mmHg以上もしくは収縮期血圧が140 mmHg以上の状態です。早朝高血圧（診察室では高血圧を満たさないものの起床後1，2時間以内の血圧が高い状態）や薬剤抵抗性高血圧（複数の作用機序の異なる降圧薬を使用しても目標血圧まで下がらない高血圧）では，OSAが原因となっています。

・心房細動：心房細動とは，心房が細かく震え心臓がうまく働かず脈が不規則になる状態です。

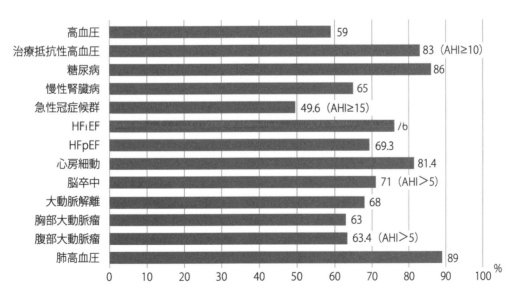

図1 各心血管疾患における睡眠呼吸障害の合併頻度（文献[3]より引用一部改変）
とくに表示のない場合はすべて無呼吸低呼吸指数（apnea-hypopnea index：AHI）≧ 5 の頻度を示す。HFrEF：heart failure with reduced ejection fraction；駆出率が低下した心不全。HFpEF：heart failure with preserved ejection fraction；収縮機能が保たれた心不全。

心房細動では約40%にOSAが併存しています[4]。CPAPは心房細動の再発抑制に有用です。

・**虚血性心疾患**：虚血性心疾患とは，動脈硬化などにより心臓に血液を送る血管が狭くなったり（狭心症），血管が完全に詰まってしまい心筋が壊死（心筋梗塞）したりする疾患の総称です。OSAの予後を決めるのは，心筋梗塞などです。

・**心不全**：心不全とは，心臓の血液を送り出す機能が悪くなり，全身に必要な酸素や栄養を送れなくなっている状態です。OSAは心不全の原因となり，中枢性睡眠時無呼吸（central sleep apnea：CSA）は心不全の結果として生じます。

・**脳血管障害**：脳血管障害は，何らかの原因で脳の血管が詰まったり，破れたりする障害の総称です。約50〜60%にOSA/CSAが併存しています[5]。約10%にRLSが併存します[6]。

神経疾患

・**パーキンソン病**：ドパミン神経細胞の変性を主体とし，震えや筋固縮といった運動機能に症状が現れる進行性の疾患です。パーキンソン病では，**レム睡眠行動障害（REM sleep behavior disorder：RBD）** とともに，日中過眠があることはよく知られています。また，治療薬での**ドパミン製剤**は，**突発性睡眠**（昼間に急に眠気におそわれ居眠りを繰り返す）がおきるので注意が必要です。

・**アルツハイマー病**：アルツハイマー病は脳にアミロイドβと呼ばれるたんぱく質がたまり脳の萎縮が起こる進行性の病気です。OSAが原因となりアルツハイマー病を引き起こすという説の提唱がなされていますが，十分な証拠が蓄積されていません。アルツハイマー病では睡眠-覚醒リズムも乱れやすく，夜間不眠を改善するためには，日中いかに活動度を維持するかに力点をおくことが重要です。

・**レビー小体型認知症**：レビー小体型認知症はαシヌクレインというたんぱく質を核とするレビー小体という物質が大脳皮質にたまることにより脳の萎縮が起こる進行性の病気です。幻視やパーキンソン症状が起こることが特徴的です。RBDはレビー小体型認知症の他の症状よりも早期に始まり併存も多いことから，最近では中核的特徴としてレビー小体型認知症の診断基準に加えられています[7]。

・**てんかん**：てんかんは，さまざまな原因によって脳の神経細胞が過剰な電気的興奮を引き起こす疾患です。抗てんかん薬でコントロールに限界がある場合，OSAを疑うことが必要です。

消化器疾患

・**胃食道逆流**：胃食道逆流は胃内容物が食道に逆流して起こる病気の総称でOSAの約40%に併存します[8]。気道閉塞から胸腔内圧の陰圧化を強め，逆流が起きやすくなるからです。

腎，泌尿器疾患

・**夜間頻尿**：OSAが原因で夜間多尿になることによる頻尿[9]は，CPAPで改善します。

・**透析**：透析は腎不全の治療として行われる治療で腎臓の代わりに血液中の余分な水分や老廃物を人工的に取り除くものです。透析患者は日中の活動度の低下という状況があるので夜間の不眠を起こします。また腎不全による代謝や鉄欠乏の問題から，OSA/CSA，RLSが起きてきます。

特にRLSが原因で，重篤な不眠を呈する場合があります。

耳鼻科疾患

・めまい：めまいとは，さまざまな理由で平衡感覚に異常が生じる状態です。最近，OSAとの関連が言われています[10]。

呼吸器疾患

・気管支喘息：吸入療法などの一般的な治療で効果を示さない難治性喘息の場合にはOSAの併存を疑うことが大切です[11]。

・慢性閉塞性肺疾患：慢性閉塞性肺疾患（chronic obstructive pulmonary disease：COPD）とは，喫煙などが原因で気管支や肺に慢性的な炎症が認められる疾患です。COPD患者は睡眠中に低酸素血症や高炭酸ガス血症になることもあり，OSAやCSAになりやすくなります。

薬　物

・興奮系：ドパミンやアドレナリンの再取り込みを阻害する薬やこれらの放出を促進する精神刺激薬などを使用している場合，夜間不眠を生じることがあります。多量または不適切なカフェイン摂取により夜間不眠が生じます。

・鎮静系：ベンゾジアゼピン系睡眠薬を多量に服用すると筋弛緩作用によりOSAの症状が悪化します。

・プロトンポンプ阻害薬：胃酸の分泌を抑えるプロトンポンプ阻害薬は，2年以上の服用で鉄吸収不良から慢性的な鉄欠乏となりRLSとなりやすくなります[12]。

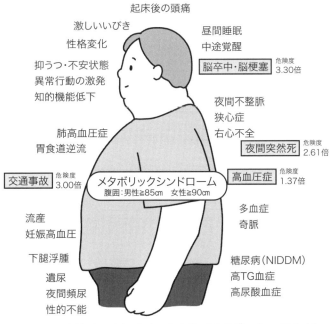

図2　閉塞性睡眠時無呼吸の臨床像（文献[13]より一部改変）

対応方法

　身体疾患が存在する場合には，日中の活動性が低下し，夜間の睡眠圧を低下させている可能性を見立てることが重要です．また，さまざまな身体疾患にOSAの併存が多いことに留意することが重要です[13]（図2）．OSAを疑った際には，睡眠ポリグラフ検査を実施可能な医療機関への紹介することが必要です．

関連トピック　第3章第2節，第3章第5節，第3章第10節

引用文献

1) Sasanabe, R., Banno, K., Otake, K., Hasegawa, R., Usui, K., Morita, M., Shiomi, T., Metabolic syndrome in Japanese patients with obstructive sleep apnea syndrome, Hypertension Research, Vol.29, No.5, 315-322, 2006.
2) Rosenow, F., McCarthy, V., Caruso, A. C., Sleep apnoea in endocrine diseases, Journal of Sleep Research, Vol.7, No.1, 3-11, 1998.
3) 日本循環器学会，2023年改訂版 循環器領域における睡眠呼吸障害の診断・治療に関するガイドライン，https://www.j-circ.or.jp/cms/wp-content/uploads/2023/03/JCS2023_kasai.pdf（2023年11月1日）
4) Linz, D., McEvoy, R. D., Cowie, M. R., Somers, V. K., Nattel, S., Lévy, P., Kalman, J. M., Sanders, P., Associations of obstructive sleep apnea with atrial fibrillation and continuous positive airway pressure treatment: a review, JAMA Cardiology, Vol.3, No.6, 532-540, 2018.
5) Shahar, E., Whitney, C. W., Redline, S., Lee, E. T., Newman, A. B., Nieto, F. J., O'Connor, G. T., Boland, L. L., Schwartz, J. E., Samet, J. M., Sleep-disordered breathing and cardiovascular disease: cross-sectional results of the Sleep Heart Health Study, American Journal of Respiratory and Critical Care Medicine, Vol.163, No.1, 19-25, 2001.
6) Wang, X. X., Feng, Y., Tan, E. K., Ondo, W. G., Wu, Y. C., Stroke-related restless legs syndrome: epidemiology, clinical characteristics, and pathophysiology, Sleep Medicine, Vol.90, 238-248, 2022.
7) McKeith, I.G., Boeve, B.F., Dickson, D.W., Halliday, G., Taylor, J.P., Weintraub, D., Aarsland, D., Galvin, J., Attems, J., Ballard, C.G., Bayston, A., Beach, T.G., Blanc, F., Bohnen, N., Bonanni, L., Bras, J., Brundin, P., Burn, D., Chen-Plotkin, A., Duda, J.E., El-Agnaf, O., Feldman, H., Ferman, T.J., Ffytche, D., Fujishiro, H., Galasko, D., Goldman, J.G., Gomperts, S.N., Graff-Radford, N.R., Honig, L.S., Iranzo, A., Kantarci, K., Kaufer, D., Kukull, W., Lee, V.M.Y., Leverenz, J.B., Lewis, S., Lippa, C., Lunde, A., Masellis, M., Masliah, E., McLean, P., Mollenhauer, B., Montine, T.J., Moreno, E., Mori, E., Murray, M., O'Brien, J.T., Orimo, S., Postuma, R.B., Ramaswamy, S., Ross, O.A., Salmon, D.P., Singleton, A., Taylor, A., Thomas, A., Tiraboschi, P., Toledo, J.B., Trojanowski, J.Q., Tsuang, D., Walker, Z., Yamada, M., Kosaka, K., Diagnosis and management of dementia with Lewy bodies: Fourth consensus report of the DLB Consortium, Neurology, Vol.89, No.1, 88-100, 2017.
8) 田中 春仁・蓑島 靖丈・梅染 佳記・伊藤 さゆり・小林 紗也子・西尾 洋美，閉塞型睡眠時無呼吸症候群におけるFrequency scale for the symptoms of GERDを用いた胃食道逆流症の検討，Medical Postgraduates，45巻，2号，140-144，2007．
9) Moriyama, Y., Miwa, K., Tanaka, H., Fujihiro, S., Nishino, Y., Deguchi, T., Nocturia in men less than 50 years of age may be associated with obstructive sleep apnea syndrome, Urology, Vol.71, No.6, 1096-1098, 2008.
10) 中山 明峰・佐藤慎太郎，めまいと睡眠，Equilibrium Research，75巻，3号，91-98，2016．
11) Julien, J. Y., Martin, J. G., Ernst, P., Olivenstein, R., Hamid, Q., Lemière, C., Pepe, C., Naor, N., Olha, A., Kimoff, R. J., Prevalence of obstructive sleep apnea-hypopnea in severe versus moderate asthma, The Journal of Allergy and Clinical Immunology, Vol.124, No.2, 371-376, 2009.
12) Lam, J. R., Schneider, J. L., Quesenberry, C. P., Corley, D. A., Proton pump inhibitor and histamine-2 receptor antagonist use and iron deficiency, Gastroenterology, Vol.152, No.4, 821-829.e1, 2017.
13) 塩見 利明，刊行にあたって，塩見 利明（編），睡眠無呼吸症－広がるSAS診療－，朝倉書店，2013．

第2章 第6節
精神疾患に併存する睡眠の困りごととその対応

松井 健太郎

精神疾患と不眠症状は併存し双方向的な影響がある

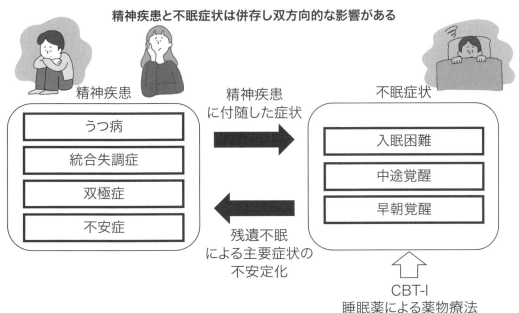

その他の精神疾患に併存する睡眠障害

閉塞性睡眠時無呼吸に起因する
中途覚醒や熟眠障害
↓
PSGによる適切な診断
CPAP・口腔内装置

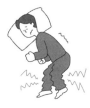

むずむず脚症候群
（向精神薬により
惹起されることもある）
に起因する入眠困難
や中途覚醒
↓
薬物療法を中心
とした適切な介入

- 不眠症状はいずれの精神疾患にも高率に併存する
- おのおのの精神疾患に対する薬物療法に加えて，睡眠薬が使用されることがある
- 不眠に対する認知行動療法（CBT-I）は，精神疾患に併存する不眠症状に対しても良い適応となるが，双極症に対しては慎重に実施する必要がある

精神疾患に併存する睡眠の困りごととその対応

精神疾患にはしばしば不眠症状が併存することが知られています。また睡眠の問題が残存していると，それぞれの精神疾患の再発リスクとなることが示されてきています[1), 2), 3)]。ここでは，統合失調症，うつ病，双極症（双極性障害）について，しばしば併存しやすい睡眠の問題について解説します。

統合失調症に併存する睡眠の困りごと

統合失調症の急性期には幻覚・妄想等といった精神病症状とともに，不眠症状が80％以上にみられます[4)]。また薬物療法により精神病症状がある程度安定した後も，16〜30％に不眠症状が残存するとされています[5)]。統合失調症においては不眠症状が生じやすい一方，不眠症状の併存は精神病症状増悪のリスクとなる，という双方向の関係性が示唆されています[2)]。統合失調症における不眠症状の残存はその後の自殺企図行動を予測するとの報告[6)]もあり，適切な対処が求められます。

同時に治療維持期の統合失調症患者では，24〜31％で日中の眠気の問題も生じます[5)]。抗精神病薬の半数以上が日中の眠気の一因となりうることが示されています[7)]が，抗精神病薬の中止は再発のリスク因子となります[8)]し，抗精神病薬の鎮静作用が不眠を改善させ，睡眠-覚醒リズムを安定化に役立つ[5)]というメリットもあります。過眠症状が遷延化すると，就学・就労を含めた社会生活上の支障につながる[9)]ため，可能な限り，改善を目指した介入が望ましいと考えられています。

統合失調症患者の不眠症状への介入が精神病症状や日中機能障害にどの程度有効であるかについて，現時点では十分なエビデンスはありませんが，**不眠に対する認知行動療法**（cognitive behavioral therapy for insomnia：CBT-I）を中心とした非薬物療法，睡眠薬を中心とした薬物療法のいずれも，一定の効果があるのではないかと考えられています[10)]。

うつ病に併存する睡眠の困りごと

うつ病患者の約40％において，抑うつ症状が顕在化する前に不眠症状が生じるとの報告[11)]があるように，不眠症状はうつ病に先行して生じることが知られています。慢性的な不眠が，うつ病の発症危険因子であることは確実視されており[1)]，不眠症の早期の診断，治療介入がうつ病に対する予防的措置として重要と考えられています。

うつ病の急性期には，入眠困難，中途覚醒，早朝覚醒のいずれも生じますし，これらが複合して生じることが多いです。さらにうつ病患者では，抗うつ薬での治療下においても不眠症状がしばしば残遺することが知られています（なかでも中途覚醒が残存しやすいと報告されています）[12)]。また抑うつ症状が改善した後も，睡眠の問題が残存していると，うつ病の再燃が生じやすいことが示唆されています[13)]。またうつ病患者では日中の眠気や疲労感が問題となることがあります。これは夜間眠れなかった結果だったり，抗うつ薬治療の副作用だったりと理由はさまざまですが，うつ病自体に生じる疲労感によるものであることもあります[14)]。

うつ病患者における不眠症状に対する介入研究のメタ分析から，CBT-Iを中心とした非薬物療法，睡眠薬を中心とした薬物療法のいずれも，抑うつ症状に対して有効である可能性があり[15]，うつ病を発症した後も，不眠症状に対する積極的な介入が望ましいと考えられています。

双極症に併存する睡眠の困りごと

双極症（双極性障害）患者では，うつ状態のときには17-57％に，躁・軽躁状態のときには53-90％に睡眠障害が併存するとされています[16]。躁状態では，寝付きが悪くなったり，夜中に目覚めたりといった不眠症状に加え，睡眠時間の短縮がしばしば観察されますが，うつ状態の不眠と異なり，眠れないことに対する自覚的な苦痛は少なく，また睡眠時間の短縮に伴う疲労感など日中の機能障害を伴わないのが特徴です。また，極端な睡眠時間の短縮や不眠症状は躁・軽躁状態に先行して生じることが知られています。逆にうつ状態のときは夜間の睡眠時間の延長，日中の眠気が生じます。寛解期においても，不眠症状や日中の眠気が生じやすいことも示されています[17]。

双極症の生物学的な背景因子として，近年指摘されているのが，双極症における睡眠・覚醒リズムの問題です。寛解期の双極症患者において，**概日リズム睡眠・覚醒障害**の併存はその後の再発の予測因子となると考えられています[3]。双極症患者では，内的な概日リズムの脱同調（睡眠・覚醒リズムと，生体内の概日リズム間のズレ）が起こりやすく，うつ状態・混合状態では概日リズム位相が後退し，躁状態では概日リズム位相は前進することが示唆されています[18]。抑うつ状態に対する高照度光療法，躁状態に対する暗闇療法など，双極症の病相に合わせた時間生物学的介入が推奨されているほか，維持期の予防的介入として，対人関係において問題を生じているストレスを減じ，規則的な日常リズムを維持できるよう手助けをする，対人関係社会リズム療法の有効性が指摘されています[19]。CBT-Iに関しては，床上時間の短縮を目指した介入（睡眠制限法）が，気分エピソードの再発につながる可能性が懸念されており，現時点では推奨されていません[19]。

不安症に併存する睡眠の困りごと

不安はストレスなどに対する生物学的反応であり，入眠障害や中途覚醒などの不眠症状と関連が深いと考えられています。全般性不安症，パニック症，心的外傷後ストレス症（posttraumatic stress disorder：PTSD）は不眠症状を中心とした睡眠の問題が顕著であることが示されています[20]。また，PTSD患者では50％以上に悪夢が生じることが知られており[21]，実臨床においてはしばしば問題になります。PTSDや，全般性不安症では，これらの睡眠の問題が診断基準に盛り込まれています。

不安症に睡眠の問題が生じやすいだけでなく，睡眠の問題はその後の不安症の発症に先行すると考えられており[22]，双方向性の関係があると考えられています。また不安症にはうつ病が併存することが多く，これも不眠症状の発現に関連していることがあります。

不安症患者に生じる不眠に対しては，抗うつ薬や睡眠薬を中心とした薬物療法・CBT-Iを中心とした非薬物療法のいずれも適応となります[23]。ただし，CBT-Iの不安症状そのものに対する効果は限定的との報告があります[24]。したがって，不安症患者に生じる不眠症状の改善のためには，不安症状にフォーカスした介入がより重要かもしれません。

精神疾患に併存する睡眠の困りごと:不眠症以外の原因

統合失調症,うつ病,双極症,不安症に共通し,不眠症状が併存しやすいが故に,併存するその他の睡眠障害が見逃されていることがあります(表1)。

睡眠の問題の中でも,頻繁な中途覚醒やぐっすり寝た感じのなさ(熟眠障害)は,いびきや夜間の呼吸苦を主要症状とする,**閉塞性睡眠時無呼吸(obstructive sleep apnea:OSA)**により二次的に生じることがあります。OSAの有病率は一般人口において男性で4%,女性で2%と言われていますが,最近のメタ分析によると,うつ病患者の36.3%,双極症患者の24.5%,統合失調症患者の15.4%にOSAが併存していると報告されています[25]。OSA患者では,睡眠薬(とくにベンゾジアゼピン受容体作動薬)使用により夜間の呼吸障害が増悪する可能性が指摘されています[26]。その後の研究では,OSA患者への睡眠薬使用は必ずしも症状増悪に寄与するわけではない,と言われてきています[27]が,いずれにせよ睡眠薬はOSAによる睡眠分断に対する根本的治療とはなりません。OSAが疑われる患者では,睡眠ポリグラフ検査で適切に診断し,持続陽圧呼吸療法(continuous positive airway pressure:CPAP)や口腔内装置(いわゆるマウスピース)を用いた治療導入を検討すべきでしょう。

また,下肢の不快感から,寝付きの悪さの原因となったり,夜間中途覚醒が生じたりする,**むずむず脚症候群(restless legs syndrome:RLS)**の併存も重要です。RLSに対しての不眠症治療薬の効果は限定的で,鉄剤やドパミンアゴニストを中心とした薬物療法がなされないと十分な症状改善が得られない[28]ことがあるため,鑑別を要する疾患として重要です。RLSは,クエチアピンやオランザピンを中心とした非定型抗精神病薬,ミルタザピンを中心とした抗うつ薬の他,気分安定薬であるリチウムにより二次的に生じると報告されています[29]。精神疾患の治療においてはこれらの薬剤が使用されていることが多いため,二次性のRLSに注意する必要があります。

表1 精神疾患に併存する閉塞性睡眠時無呼吸とむずむず脚症候群

	特徴	鑑別を要する症状	追加で確認すべきこと
閉塞性睡眠時無呼吸	習慣的ないびき 睡眠中の呼吸停止 中高年の男性に多い 体重増加により顕在化	頻繁な中途覚醒 熟眠障害 うつ病や双極症における翌日の眠気や易疲労感 統合失調症における陰性症状	習慣的ないびきや睡眠中の呼吸停止の指摘の有無 以前と比較しての体重増加の有無 高血圧や心血管疾患の併存の有無
むずむず脚症候群	下肢を中心とした不快感(ただし上肢や体幹部に生じることもある)による入眠困難や中途覚醒 鉄不足により二次的に生じる	入眠困難 中途覚醒および再入眠困難 安静時にじっとしていられない	夕方に増悪する下肢不快感の有無 向精神薬による症状増悪の有無 喫煙習慣やカフェイン摂取状況 血清フェリチン値の確認(75μg/L以下では鉄補充対象)

対人援助職のアセスメントや支援上のアドバイス

　精神疾患の治療においては薬物療法が用いられることが多く，ベネフィットも大きいと考えられています。精神疾患に併存して不眠症状を有する患者さんのなかには，服薬への不安を表出するかたも少なからずいますが，必要以上に後ろ向きになるようなことがないよう，声がけをしていくのがよいでしょう。私はよく，「薬をのまずに体調が悪いまま，に比べたら，薬はのむけど体調が良い，のほうがよっぽど良いですよ」とお声がけしています。

　また，前述のOSAやRLSは，睡眠薬での治療が効きにくい疾患です。とくに精神疾患の併存例では，見逃されていることがあるので，これらが疑われた場合は睡眠障害専門の医療機関にて相談するのが望ましいでしょう。

[関連トピック]　第1章第4節，第3章第3節，第3章第4節

引用文献

1) Baglioni, C., Battagliese, G., Feige, B., Spiegelhalder, K., Nissen, C., Voderholzer, U., Lombardo, C., Riemann, D., Insomnia as a predictor of depression: a meta-analytic evaluation of longitudinal epidemiological studies, Journal of Affective Disorders, Vol.135, No.1-3, 10-19, 2011.
2) Cosgrave, J., Wulff, K., Gehrman, P., Sleep, circadian rhythms, and schizophrenia: where we are and where we need to go, Current Opinion in Psychiatry, Vol.31, No.3, 176-182, 2018.
3) Takaesu, Y., Inoue, Y., Ono, K., Murakoshi, A., Futenma, K., Komada, Y., Inoue, T., Circadian rhythm sleep-wake disorders predict shorter time to relapse of mood episodes in euthymic patients with bipolar disorder: a prospective 48-week study, The Journal of Clinical Psychiatry, Vol.79, No.1, 2018.
4) Sweetwood, H.L., Kripke, D.F., Grant, I., Yager, J., Gerst, M.S., Sleep disorder and psychobiological symptomatology in male psychiatric outpatients and male nonpatients, Psychosomatic Medicine, Vol.38, No.6, 373-378, 1976.
5) Lieberman, J.A., Stroup, T.S., McEvoy, J.P., Swartz, M.S., Rosenheck, R.A., Perkins, D.O., Keefe, R.S., Davis, S.M., Davis, C.E., Lebowitz, B.D., Severe, J., Hsiao, J.K., Clinical Antipsychotic Trials of Intervention Effectiveness (CATIE) Investigators, Effectiveness of antipsychotic drugs in patients with chronic schizophrenia, The New England Journal of Medicine, Vol.353, No.12, 1209-1223, 2005.
6) Li, S.X., Lam, S.P., Zhang, J., Yu, M.W., Chan, J.W., Chan, C.S., Espie, C.A., Freeman, D., Mason, O., Wing, Y.K., Sleep disturbances and suicide risk in an 8-year longitudinal study of schizophrenia-spectrum disorders, Sleep, Vol.39, No.6, 1275-1282, 2016.
7) Huhn, M., Nikolakopoulou, A., Schneider-Thoma, J., Krause, M., Samara, M., Peter, N., Arndt, T., Bäckers, L., Rothe, P., Cipriani, A., Davis, J., Salanti, G., Leucht, S., Comparative efficacy and tolerability of 32 oral antipsychotics for the acute treatment of adults with multi-episode schizophrenia: a systematic review and network meta-analysis, Lancet, Vol.394, No.10202, 2019.
8) Leucht, S., Tardy, M., Komossa, K., Heres, S., Kissling, W., Salanti, G., Davis, J.M., Antipsychotic drugs versus placebo for relapse prevention in schizophrenia: a systematic review and meta-analysis, Lancet, Vol.379, No.9831, 2063-2071, 2012.
9) Kane, J.M., Sharif, Z.A., Atypical antipsychotics: sedation versus efficacy. The Journal of Clinical Psychiatry, Vol.69, Suppl 1, 18-31, 2008.
10) Robertson, I., Cheung, A., Fan, X. Insomnia in patients with schizophrenia: current understanding and treatment options, Progress in Neuro-psychopharmacology & Biological Psychiatry, Vol.92, 235-242, 2019.
11) Ohayon, M.M., Roth, T., Place of chronic insomnia in the course of depressive and anxiety disorders, Journal of Psychiatric Research, Vol.37, No.1, 9-15, 2003.
12) McClintock, S.M., Husain, M.M., Wisniewski, S.R., Nierenberg, A.A., Stewart, J.W., Trivedi, M.H., Cook, I., Morris,

D., Warden, D., Rush, A.J., Residual symptoms in depressed outpatients who respond by 50% but do not remit to antidepressant medication, Journal of Clinical Psychopharmacology, Vol.31, No.2, 180-186, 2011.
13) Cho, H.J., Lavretsky, H., Olmstead, R., Levin, M.J., Oxman, M.N., Irwin, M.R., Sleep disturbance and depression recurrence in community-dwelling older adults: a prospective study, The American Journal of Psychiatry, Vol.165, No.12, 1543-1550, 2008.
14) Franzen, P.L., Buysse, D.J., Sleep disturbances and depression: risk relationships for subsequent depression and therapeutic implications, Dialogues in Clinical Neuroscience, Vol.10, No.4, 473-481, 2008.
15) Gebara, M.A., Siripong, N., DiNapoli, E.A., Maree, R.D., Germain, A., Reynolds, C.F., Kasckow, J.W., Weiss, P.M., Karp, J.F., Effect of insomnia treatments on depression: A systematic review and meta-analysis, Depression and Anxiety, Vol.35, No.8, 717-731, 2018.
16) Jackson, A., Cavanagh, J., Scott, J., A systematic review of manic and depressive prodromes, Journal of Affective Disorders, Vol.74, No.3, 209-217, 2003.
17) Gold, A.K., Sylvia, L.G., The role of sleep in bipolar disorder, Nature and Science of Sleep, Vol.8, 207-214, 2016.
18) Moon, J.H., Cho, C.H., Son, G.H., Geum, D., Chung, S., Kim, H., Kang, S.G., Park, Y.M., Yoon, H.K., Kim, L., Jee, H.J., An, H., Kripke, D.F., Lee, H.J., Advanced circadian phase in mania and delayed circadian phase in mixed mania and depression returned to normal after treatment of bipolar disorder, EBioMedicine, Vol.11, 285-295, 2016.
19) Gottlieb, J.F., Benedetti, F., Geoffroy, P.A., Henriksen, T.E.G., Lam, R.W., Murray, G., Phelps, J., Sit, D., Swartz, H.A., Crowe, M., Etain, B., Frank, E., Goel, N., Haarman, B.C.M., Inder, M., Kallestad, H., Jae Kim, S., Martiny, K., Meesters, Y., Porter, R., Riemersma-van der Lek, R.F., Ritter, P.S., Schulte, P.F.J., Scott, J., Wu, J.C., Yu, X., Chen, S., The chronotherapeutic treatment of bipolar disorders: A systematic review and practice recommendations from the ISBD task force on chronotherapy and chronobiology, Bipolar Disorders, Vol.21, No.8, 741-773, 2019.
20) Cox, R.C., Olatunji, B.O., A systematic review of sleep disturbance in anxiety and related disorders, Journal of Anxiety Disorders, Vol.37, 104-129, 2016.
21) Lamarche, L.J., De Koninck, J., Sleep disturbance in adults with posttraumatic stress disorder: a review, The Journal of Clinical Psychiatry, Vol.68, No.8, 1257-1270, 2007.
22) Neckelmann, D., Mykletun, A., Dahl, A.A., Chronic insomnia as a risk factor for developing anxiety and depression, Sleep, Vol.30, No.7, 873-880, 2007.
23) Chellappa, S.L., Aeschbach,D., Sleep and anxiety: From mechanisms to interventions, Sleep Medicine Reviews, Vol.61, 101583, 2022.
24) Belleville, G., Cousineau, H., Levrier, K., St-Pierre-Delorme, M.È., Meta-analytic review of the impact of cognitive-behavior therapy for insomnia on concomitant anxiety, Clinical Psychology Review, Vol.31, No.4, 638-652, 2011.
25) Stubbs, B., Vancampfort, D., Veronese, N., Solmi, M., Gaughran, F., Manu, P., Rosenbaum, S., De Hert, M., Fornaro, M., The prevalence and predictors of obstructive sleep apnea in major depressive disorder, bipolar disorder and schizophrenia: A systematic review and meta-analysis, Journal of Affective Disorders, Vol.197, 259-267, 2016.
26) Cirignotta, F., Mondini, S., Zucconi, M., Gerardi, R., Farolfi, A., Lugaresi, E., Zolpidem-polysomnographic study of the effect of a new hypnotic drug in sleep apnea syndrome, Pharmacology, Biochemistry, and Behavior, Vol.29, No.4, 807-809, 1988.
27) Nigam, G., Camacho, M., Riaz, M., The effect of nonbenzodiazepines sedative hypnotics on apnea-hypopnea index: A meta-analysis, Annals of Thoracic Medicine, Vol.14, No.1, 49-55, 2019.
28) Winkelman, J.W., Armstrong, M.J., Allen, R.P., Chaudhuri, K.R., Ondo, W., Trenkwalder, C., Zee, P.C., Gronseth, G.S., Gloss, D., Zesiewicz, T., Practice guideline summary: Treatment of restless legs syndrome in adults: Report of the Guideline Development, Dissemination, and Implementation Subcommittee of the American Academy of Neurology, Neurology, Vol.87, No.24, 2585-2593, 2016.
29) Patatanian, E., Claborn, M.K., Drug-induced restless legs syndrome, The Annals of Pharmacotherapy, Vol.52, No.7, 662-672, 2018.

第2章第7節

神経発達症に併存する睡眠の困りごととその対応

中島 俊・稲田 尚子

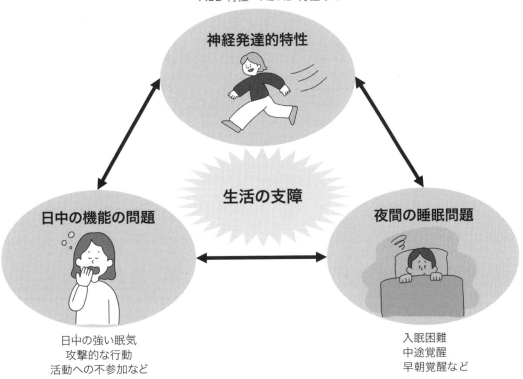

神経発達症の睡眠問題と
日中の機能の問題、神経発達的特性は相互に関連している

- 神経発達症では,日中および夜間の睡眠・覚醒の問題が認められている
- 特に注意欠如多動症は,むずむず脚症候群との併存が多い
- 近年では小児の神経発達症に伴う入眠困難にメラトニンによる薬物療法が保険適用となった
- 心理・生理・社会的要因から睡眠の問題をアセスメントし個々に合わせたアプローチをすることが重要である

神経発達症と睡眠

　神経発達症（neurodevelopmental disorders）は，生まれつきの脳機能の働きの違いを原因として，日常生活や社会生活に困難を引き起こす一連の疾患群を指します。神経発達症の中には，自閉スペクトラム症（autism spectrum disorder：ASD），注意欠如多動症（attention-deficit/hyperactivity disorder：ADHD），限局性学習症（specific learning disorder：SLD），知的能力障害（intellectual disability：ID）等が含まれます。

　定型発達の人と比べ，神経発達症のある人では睡眠の問題を抱えることが多いと言われています。睡眠の問題を抱えた神経発達症のある人は，睡眠の困りごとのない神経発達症の人と比べ，日中の眠気，イライラ，気分の落ち込み，注意力の低下，衝動性の高さといった昼間の困りごとが多くなります[1]。また，近年，早期支援の重要性の認識が高まる強度行動障害の養育者を対象とした後ろ向き調査では，強度行動障害の人は0〜2歳時点では多動症状に次いで，重度の睡眠障害が多くみられたことが報告されています[2]。

　睡眠の問題を抱える当事者が子どもの場合，その子だけでなく，その養育者にも影響が及びます。およそ1万人の乳幼児と就学前幼児を対象としたオーストラリアのナショナルコホート調査では，睡眠の問題を抱えている乳幼児や就学前幼児を持つ養育者は，そうでない子どもをもつ方よりも精神的な健康が低いことが示されており[3]，養育者のメンタルヘルスケアという観点からも子どもの睡眠の問題へのアプローチは重要です。本節では，神経発達症の中でもADHDとASDに併存する睡眠の困りごとを中心に，アセスメントと支援について紹介します。

ADHDやASDと併存する睡眠の問題

　ADHDのある人の多くが睡眠の問題を抱えています。例えば，睡眠の問題で最も多くみられる不眠症はADHDのない人でも28.8％であるのに対し，ADHDのある人では66.8％とより高い割合で不眠症状が認められます[4]。また，不眠症以外にも生活リズムが夜型になることで社会生活に支障をきたしてしまう睡眠・覚醒相後退障害の割合は一般の人では2％であるのに対し，ADHDのある人では26％と高い割合を示します[5]。

　さらに近年では，夜間の睡眠の問題だけでなく，日中の睡眠と関連した機能についての研究も進み，ADHDのある人では，日中の眠気も強いことが報告されています[6]。

　ADHDは注意力の散漫さと多動を中核とした症状ですが，それに類似した睡眠に関する症状として，**むずむず脚症候群**（restless legs syndrome：RLS）があります。RLSは，その名の通り，夜間に脚がむずむず，かゆいなどの症状が現れることで"ジッとしていられない"ことから睡眠が十分にとれなくなる疾患です。地域住民1,632名を対象とした調査では，ADHDのある人では，そうでない人と比べ，RLSの診断基準を満たす場合が多いことが報告されています[7]。RLSとADHDの並存に関しては，まだ不確かなところが多いのが現状ですが，ADHDまたはRLSの症状がみられる場合には，もう片方についてのアセスメントもあわせて行うことが重要と考えら

れます。

　ASDにおいても，ADHDと同様に，睡眠の問題が多いことが報告されています。ASDの人も，ADHDと同じく，不眠症や生活リズムが夜型の問題，日中の機能の低下が多くみられます[1]。神経発達症の人にとって睡眠の問題は生活を一層困難にするものといえるでしょう。

神経発達症に併存する睡眠の問題のアセスメント

　神経発達症同士の併存，例えばASDとADHDの併存は一般的です[8]。神経発達症同士の併存が睡眠の問題に及ぼす影響などは明らかにされていませんが，対象者（児）がどのような疾患を有するかのアセスメントはよりよい支援を考える上で欠かせません。

　また，一口に睡眠の問題といっても多種多様です。睡眠のアセスメントで重要なポイントは，どのような睡眠の問題で生活に支障がでているかを明らかにすることです。睡眠の問題のアセスメントのゴールド・スタンダードは，脳波をはじめとした生体活動を一晩にわたって測定する**睡眠ポリグラフ検査（polysomnography：PSG）**です。PSGは睡眠障害の診断・鑑別のために用いられる検査ですが，医療機関を受診したうえで一晩にわたって測定する検査という性質上，検査のアクセスにハードルの高さがあります。このような背景から，多くの医療機関では口頭での聴取と睡眠日誌を用いたアセスメントが用いられることが一般的です。神経発達症に併存する睡眠の問題は精神状態や脳の神経基盤，家族との関係，環境といった複数の要因の相互作用から生じるものと考えられています。例えば，私たち人間は栄養素として鉄分が不足すると睡眠の問題が生じやすくなりますが[9]，ADHDと併存が多いRLSでは，鉄欠乏性との症状の鑑別のために鉄欠乏のアセスメントが推奨されています[10]。睡眠の問題のアセスメントは生物‐心理‐社会的な視点が欠かせません。

神経発達症に併存する睡眠の問題に対する支援

　睡眠の問題を抱える神経発達症の人の心理的支援で最も一般的な支援は**睡眠衛生法**です。睡眠衛生法とは，睡眠の問題が不適切な睡眠衛生に起因する場合の支援です。具体的には，睡眠を悪くさせる不適切な環境（例：騒音や光，体温調整できない寝具や寝間着等）や刺激物（例：アルコールやカフェイン）の摂取状況をアセスメントし，睡眠を悪化させるものが見つかった場合にそれを改善するための方法やそのメカニズムに関する情報提供を行います。しかしながら，睡眠衛生法のみでは睡眠の問題が改善することは難しく，近年，睡眠の問題を抱える神経発達症の人に対する心理的支援として行動科学的視点に基づく支援が注目されています。

　行動科学的視点に基づく支援では，睡眠医学に関する知見だけでなく，臨床心理学や発達心理学の知見を組み合わせ，被支援者の特徴にあわせた支援が行われます[10]。睡眠の問題を抱える神経発達症のある人に対する行動科学的アプローチを**表1**に挙げました[11]。行動科学的アプローチでは，人の行動は個人とそれを囲む環境との相互作用によって生じるものであり，行動の前後の

表1　睡眠の問題に対するアプローチ

アプローチの種類	具体的な内容
睡眠衛生法	・よりよい活動（例：運動で疲労をためる，夜に眠れなくなるくらいの仮眠をとらない）の習慣化を促す。 ・睡眠衛生を確認し，適切な情報を伝える。 ・年齢にあった睡眠の量や質，時間帯に関する情報を伝える。 ・スクリーンタイムを減らす。
日中の活動のスケジュール	・夕方から夜に向けて徐々に眠気が強まるよう活動をルーティン化する。 ・夕方から夜間の活動をワークシートにまとめ，それぞれの活動について，①どの活動が"覚醒またはリラックス"につながるか，②どの活動が"実施が難しいまたは簡単"かラベルをつけ，それらをもとに夕方から寝る前の活動のスケジュール化を行う。
リラックス法	・呼吸法，筋弛緩法，ヨガ，マッサージ，温浴等
"入床－起床"のスケジュール	・睡眠時間と体内時計に参考に，入床－起床時刻を一定に保つ。 ・少しずつ就寝時間を適切な時刻にずらす。
刺激制御法	・眠くなってから寝床に入る ・寝床に入っても眠れない場合は寝床から出て，眠くなってから寝床に戻る。
養育者に対する支援（子どもの場合）	・分離不安がある場合に一人で眠れるよう，徐々に添い寝を減らす。 ・子どもが夜に起きた場合に，必要以上に構わず，見守る。 ・一人で眠れた場合や夜中に起きても一人で過ごせた場合の翌日に，それらの行動を増やすご褒美を用いて，望ましい行動の確立を目指す。

環境に対して働きかけを行います。行動科学的アプローチに基づく入眠困難に悩む方のとらえ方を図1に示しました。応用行動分析に基づくアセスメントでは，寝つけない問題をその前後の文脈を含めて検討していきます。図1の例では，①日中に必要以上に仮眠をとってしまい，眠気が弱い状態で（動機づけ操作），②眠気を感じていないにもかかわらず，習慣的な入床時刻になって（きっかけ），③寝床に入るものの（行動），④そもそも眠気がないので眠れず，寝床の中でスマートフォンを操作して眠れない時間をやり過ごす（結果），と考えます。このようなアセスメントに基づき，表1にあるアプローチの中から，その人の問題の改善や生活に取り入れやすいと考えられるものを支援にとりいれます。図1の場合は，日中の仮眠と眠気を感じていないにもかかわらず寝床に入っていることが不眠の維持要因と考え，①仮眠の代わりに日中の活動を増やしたり，夕方から夜間にかけて落ち着くような活動をルーティン化することで夜に向けて徐々に眠気を強めていき，②眠気を感じる習慣的な入床時刻をきっかけに，③寝床に入ることで，④眠れるようになる，という行動パターンの確立を目指していきます。

　睡眠の問題を抱える子どもの年齢が幼い場合には，支援者が子どもを直接支援するのではなく，子どもの養育者に対するアプローチ（ペアレント・トレーニング）を行うことも一般的です。このような養育者を介したアプローチは，養育者が子どもの睡眠の問題の改善を感じやすく，介入の有効性の満足度も高くなるといった利点があります[12]。

　心理的支援以外の神経発達症のある人の睡眠の問題に対する支援では睡眠薬を用いた薬物療法があげられます。子どもについても2020年3月にわが国で初となる小児期（6~15歳）の神経発

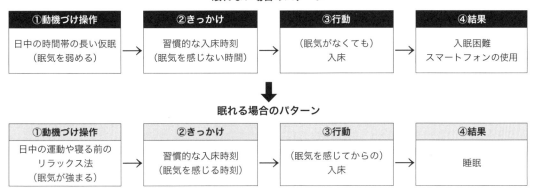

図1 応用行動分析に基づく入眠困難の理解

達症の入眠困難と睡眠相後退の問題に対して，従来の睡眠薬（ベンゾジアゼピン系睡眠薬）と違い自然な眠気を引き出すメラトニンが承認され，睡眠の問題を有する子どもの神経発達症の人への薬物療法は広がりつつあります。

おわりに

本節では，睡眠の問題を有する神経発達症の特徴と支援について述べてきましたが，睡眠の困りごとを抱える神経発達症の人に対する心理的支援へのアクセスは，世界的にも極めて限られているのが現状です。今後，研究や医療政策が進み，神経発達症の睡眠の問題に対する心理的支援へのアクセスの改善が望まれます。

[関連トピック] 第2章第2節，第3章第4節，第3章第8節

引用文献
1) Al Lihabi, A., A literature review of sleep problems and neurodevelopment disorders, Frontiers in Psychiatry, Vol.14, 1122344, 2023.
2) Inoue, M., Gomi, Y., Matsuda, S., Developmental trajectories of challenging behaviors reported retrospectively by Japanese parents of adult children with intellectual disabilities, International Journal of Developmental Disabilities, 1-9, 2022.
3) Martin, J., Hiscock, H., Hardy, P., Davey, B., Wake, M., Adverse associations of infant and child sleep problems and parent health: an Australian population study, Pediatrics, Vol.119, No.5, 947-955, 2007.
4) Brevik, E.J., Lundervold, A.J., Halmøy, A., Posserud, M.B., Instanes, J.T., Bjorvatn, B., Haavik, J., Prevalence and clinical correlates of insomnia in adults with attention-deficit hyperactivity disorder, Acta Psychiatrica Scandinavica, Vol.136, No.2, 220-227, 2017.
5) Bijlenga, D., van der Heijden, K.B., Breuk, M., van Someren, E.J., Lie, M.E., Boonstra, A.M., Swaab, H.J., Kooij, J.J., Associations between sleep characteristics, seasonal depressive symptoms, lifestyle, and ADHD symptoms in adults, Journal of Attention Disorders, Vol.17, No.3, 261-275, 2013.
6) Becker, S.P., Langberg, J.M., Eadeh, H.M., Isaacson, P.A., Bourchtein, E., Sleep and daytime sleepiness in ad-

olescents with and without ADHD: differences across ratings, daily diary, and actigraphy, Journal of Child Psychology and Psychiatry, and Allied Disciplines, Vol.60, No.9, 1021-1031, 2019.
7) Roy, M., de Zwaan, M., Tuin, I., Philipsen, A., Brähler, E., Müller, A., Association between restless legs syndrome and adult ADHD in a German community-based sample, Journal of Attention Disorders, Vol.22, No.3, 300-308, 2018.
8) Bougeard, C., Picarel-Blanchot, F., Schmid, R., Campbell, R., Buitelaar, J., Prevalence of Autism Spectrum Disorder and Co-morbidities in Children and Adolescents: A Systematic Literature Review, Frontiers in Psychiatry, Vol.12, 744709, 2021.
9) Leung, W., Ishmeet, S., Scout, M., Sylvia, S., Ipsiroglu, O.S., Iron deficiency and sleep-a scoping review, Sleep Medicine Reviews, Vol.51, 101274, 2020.
10) Allen, R.P., Picchietti, D.L., Auerbach, M., Cho, Y.W., Connor, J.R., Earley, C.J., Garcia-Borreguero, D., Kotagal, S., Manconi, M., Ondo, W., Ulfberg, J., Winkelman, J.W., International Restless Legs Syndrome Study Group (IRLSSG), Evidence-Based and Consensus Clinical Practice Guidelines for the Iron Treatment of Restless Legs syndrome/Willis-Ekbom Disease in Adults and Children: An IRLSSG Task Force Report, Sleep Medicine, Vol.41, 27-44, 2017.
11) Vriend, J.L., Corkum, P.V., Moon, E.C., Smith, I.M., Behavioral interventions for sleep problems in children with autism spectrum disorders: current findings and future directions, Journal of Pediatric Psychology, Vol.36, No.9, 1017-1029, 2011.
12) Malow, B. A., Adkins, K. W., Reynolds, A., Weiss, S. K., Loh, A., Fawkes, D., Katz, T., Goldman, S. E., Madduri, N., Hundley, R., Clemons, T., Parent-based sleep education for children with autism spectrum disorders, Journal of Autism and Developmental Disorders, Vol.44, No.1, 216-228, 2014.

第 3 章
さまざまな睡眠の困りごとに対する理解と支援・治療に関する基礎知識

第3章第1節
睡眠障害の種類と概要

坂田 昌嗣

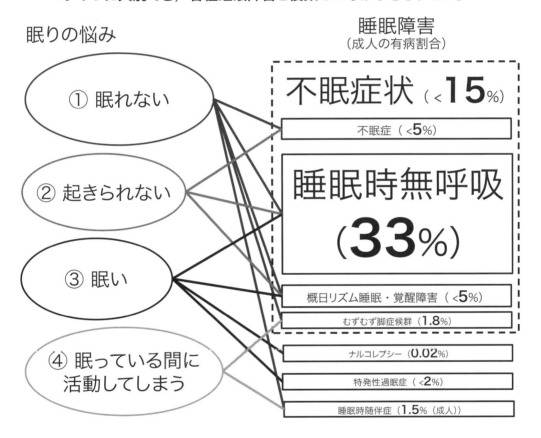

眠りの悩みは
①眠れない，②起きられない，③眠い，④眠っている間に活動してしまう，
の4つに大別でき，各種睡眠障害と複数のつながりをもっている

- 眠りの悩みと対象者の属性（年齢，性別，体重，相談に訪れた現場など）から推定される睡眠障害の見込みを推定することが重要
- 「家族にいびきをかいていると言われることがありますか？（睡眠時無呼吸）」などのスクリーニング質問を通して，疑った睡眠障害の見込みの精度を上げることが重要

睡眠障害の診断分類

「睡眠障害」というとき，一般的には「不眠症」を想像するかもしれません。しかし，眠りの困りごと，眠りに関する病は多岐にわたっています。そのための診断分類もあるほどです。正式な睡眠障害の診断分類は，原因別になっていたり，病態別になっていたりするのですが，皆さんが携わる現場で対象者が訴える眠りの悩みは，おおよそ4種類くらいに分類することができます。すなわち，(1)眠れない悩み，(2)眠い悩み，(3)起きられない悩み，(4)眠っている間に活動してしまう悩み，です。眠れない訴え1つの悩みの背後に2つの睡眠障害が潜んでいることもありますし，2つの悩みが1つの睡眠障害で説明できてしまうこともあります。

代表的な診断分類は米国睡眠医学会が発行する「睡眠障害国際分類（international classification of sleep disorders：ICSD）」で，現時点で最新の第3版では7つの大分類のもと，なんと73種類の睡眠障害が列挙されています（！）[1]。睡眠医療の専門家ならこれだけの分類を使いこなせるかもしれませんが，市井のメンタルヘルス専門家ではさすがに……と思いますよね。そこで多くの現場では，睡眠障害に関してはより簡易的な米国精神医学会「精神疾患の診断・統計マニュアル（diagnostic and statistical manual of mental disorders：DSM）」（最新版は第5版[2]）や世界保健機関「国際疾病分類（international classification of disease：ICD）」（最新版は第11版[3]）を用いて診断分類しています。以下には，(1)〜(4)の訴えから推定される主要な睡眠障害を紹介しま

表1 眠りの悩みごとに推定される睡眠障害とその有病割合

主な眠りの訴え	睡眠障害	対象集団	有病割合
(1)眠れない悩み	不眠症状	成人女性（日本）[4]	14.6%
		成人男性（日本）[4]	12.2%
	不眠症（不眠症状＋日中機能障害）	成人女性（日本）[4]	4.2%
		成人男性（日本）[4]	3.2%
	むずむず脚症候群	成人（日本）[6]	1.8%
(2)眠い悩み	睡眠時無呼吸	成人（日本）[7]	32.7%
		6-8歳[8]	3.5%
		6-15歳[9]	9.5%
	過眠症	成人（日本）[10] ※	2.5%
	ナルコレプシー	全年齢（日本）[11]	0.02%
		全年齢（複数国）[12]	多くて0.001〜0.079%
(3)起きられない悩み	概日リズム睡眠・覚醒障害（睡眠相後退型）	中学〜大学生（日本）[13]	0.48%
		中学〜成人（日本）[14]	0.13%
		15〜30歳（日本）[15] ※	4.3%
(4)眠っている間に活動してしまう悩み	睡眠時驚愕症	1歳半（カナダ）[16]	34.4%
		3歳半（カナダ）[16]	21.1%
		13歳（カナダ）[16]	5.3%
	睡眠時遊行症	3-8歳（日本）[18]	4.13%
		子ども（複数国）[17]	5.0%
		成人（複数国）[17]	1.5%
	レム睡眠行動障害	成人（複数国）[19]	0.5〜2.01%

※　高リスク者の割合であり，厳密な診断ではない。

す。表1には各睡眠障害の有病割合を示します（できるだけ国内，代表性が高い，新しい調査を優先しています。国内の報告がない場合，また不十分な場合は海外で実施された調査データで補っています）。上述のように主な訴えから別の複数の睡眠障害が想定されることを念頭に見立てを行ってください。

（1）眠れない悩み

不眠症（不眠障害）

　本人の意図に反して，つまりその時間に眠りたいと考え，その時間があるにもかかわらず，「寝つきが悪い」「途中で目が覚める」「朝早く目覚めすぎる」といった睡眠の問題を不眠症状といいます。診断的な意味での「不眠症」は，それらの不眠症状に伴う苦痛または日中機能の障害が生じることで基準を満たすことになります。日本の成人での有病割合は，不眠症状のみだと女性14.6％，男性12.2％となり，それらに日中の機能障害が加わった不眠症だと，女性4.2％，男性3.2％です[4]。一般人口の中で厳密な不眠症の基準に当てはまる人は多くないものの，不眠症状は多くの身体，精神疾患に併存しており，医療，保健，福祉の現場ではよく出会う症状です。また後述の睡眠時無呼吸でも高頻度で認められます。不眠症状を治療することで，併存する疼痛や抑うつ，不安が軽減するほか，睡眠時無呼吸では，主な治療法である持続陽圧呼吸療法（continuous positive airway pressure：CPAP）へのアドヒアランスが向上することが分かっています[5]。

むずむず脚症候群（レストレスレッグス症候群）

　不眠を訴える人の中には，夜間に脚を動かしたくなる強い衝動，むずむず感に駆られている人がいます。特に静かに横になっているときに出現したり，悪化し，歩いたり，ストレッチして伸ばしたりするとむずむず感が改善します。日中にもこの感覚は生じることがありますが，日中より夕方・夜間にむずむず脚の症状が増強します。このような下肢の不快感という点で，上記の不眠症とは異なります。有病割合は通常の不眠症よりは少ないですが，国内地域住民への調査によれば1.8％となります[6]。女性，そして高齢者で高い傾向にあります。鉄欠乏や腎不全[7]，加えて子どもでは注意欠如多動症との併存が多いとされています[8]。

（2）眠い悩み

睡眠時無呼吸

　日中の過度な眠気，そして熟睡感の欠如の原因として多いのはやはり睡眠時無呼吸です。夜間眠っている間に繰り返し呼吸が停止しているために睡眠が妨害されてしまい，その反動で日中耐

えられないほどに眠くなったり，夜間眠れていない感じにつながったります。睡眠時無呼吸は脳の呼吸中枢の異常によって生じる中枢性睡眠時無呼吸と夜間睡眠中の気道が塞がれてしまう閉塞性睡眠時無呼吸に分類されますが，ほとんどは閉塞性睡眠時無呼吸です。1時間当たり5回以上の無呼吸また低呼吸とともに，いびきや日中の眠気，疲労感を呈します。成人の有病割合はその平均体重や人種などによって異なるため，国によってばらつきが大きいですが，日本の推定有病割合は，成人の32.7％といわれています[9]。年齢が高くなるほど有病割合も上昇する傾向にありますので，眠気を訴える高齢者ではよりその可能性が高くなります。一方，子どもでも一定数は睡眠時無呼吸を呈しており，それが学業における集中力低下，そして感情調整困難の要因となることもあります。国内の6～8歳の子ども202名の調査では睡眠時無呼吸の疑いがある子どもは3.5％であり[10]，より年齢層の広い6～15歳の子ども25,211名の調査では，9.5％と報告されています[11]。

特発性過眠症

不眠症とは反対に，特発性過眠症では7時間以上続けて眠れているにもかかわらず，過剰な眠気が訴えられます。十分に眠っているのに，繰り返し眠くなったり，回復感がなかったり，目覚めてい続けるのが難しかったりします。眠気の背景には，睡眠不足やナルコレプシー，睡眠時無呼吸，概日リズム睡眠・覚醒障害が存在してる可能性がありますので，過眠症を疑う前にそれらの睡眠障害を確認しておく必要があります。睡眠不足や概日リズムの問題との区別は，睡眠日誌を1～2週間記載してもらうことである程度可能です。睡眠不足では昼間眠い背景として実は夜間の睡眠が十分とれていないことがあり，概日リズムの問題では眠くなる時間帯が夜間ではなく，日中の同じ時間に認められたり，バラバラであったりします。ナルコレプシーでは後述の情動脱力発作（cataplexy：カタプレキシー），睡眠時無呼吸は，いびきや睡眠時の呼吸停止が特徴である点が特発性過眠症とは区別されます。厳密な過眠症の定義で有病割合を調べた研究はありませんが，日中に過剰な眠気を感じる成人は2.5％ほどいるようです[12]。これらの中には，睡眠不足症候群や睡眠時無呼吸が多く含まれうるので，特発性過眠症はこの割合より低いと考えらえます。

ナルコレプシー

繰り返す眠気を訴える人の中でも，喜怒哀楽の強い感情が生じたときに力が抜けてしまう情動脱力発作が見られる場合，または，夜間の入眠時に鮮明な視覚映像（入眠時幻覚）が見える場合にはナルコレプシーを疑います。入眠時に睡眠麻痺（金縛り）が見られる場合もあります。睡眠障害の中でも生物学的な要因の関与が強い病態の一つで，多くの患者では睡眠と覚醒を調整するオレキシンが欠乏していることでこれらの症状が生じます。有病割合自体は睡眠時無呼吸などと比べてまれであり，診療報酬明細書に基づく健康保険を用いた2019年の国内調査で0.02％以下です[13]。しかし，あくまで健康保険での診療報酬請求において診断名が記載された患者の割合であり，一般人口の中ではそれより多い可能性もあります。複数の海外の調査を比較すると，有病割合には非常にばらつきがみられますが，多くとも0.08％と見積もられています[14]。稀な疾患ではありますが，治療薬も複数確立されており，発見により生活機能改善が大きく期待されることから，眠気を訴える対象者にはカタプレキシーと入眠時幻覚，加えて金縛りも確認しておくこと

が望ましいでしょう。

(3) 起きられない悩み

概日リズム睡眠・覚醒障害

　ヒトの身体は，約24時間の周期の睡眠と覚醒を繰り返す自律的なリズムを有しています。しかし，それらが社会の活動リズムとずれてしまうことで，生活に支障が生じます。子どもから青年期にかけては遅寝遅起きになる睡眠相後退型が多く，成人期から加齢につれて睡眠相前進型が多くなります。その他にも，睡眠-覚醒リズムが日によってバラバラになってしまう不規則型（不規則睡眠・覚醒リズム型）や日に日に就寝と起床が遅くなってしまう非24時間型を示す例もあります。これらの概日リズム睡眠・覚醒障害は，睡眠日誌を1〜2週間ほど記録してもらうことで見立てることが可能です。中でも社会生活の支障が生じやすいのは睡眠相後退型で，学校や仕事の欠席や遅刻の直接的な要因となりえます。また，それによって眠くなる時間帯が遅くなるために，(1)の眠れない悩みにつながったり，朝起きれたとしても(2)の眠い悩みにつながったりすることもあります。国内の有病割合調査もほとんど睡眠相後退型を対象としたものであり，中学生から大学生で0.48％[15]，より広く59歳までの成人までを対象とすると0.13％とされます[16]。また，その疑いがある若者の割合は4.8％とされます[17]。

(4) 眠っている間に活動してしまう悩み

睡眠時随伴症（パラソムニア）

　未就学の子どもの支援に携わっている人なら，子どもが夜間に突然起きて泣き叫んだり，寝ぼけたまま歩き始めてトイレでないところに放尿したり，といった保護者の経験を聞くことが少なくないかもしれません。これらはそれぞれ睡眠時驚愕，睡眠時遊行とよばれるものです。大人ではノンレム睡眠中，脳から全身への指令系統が遮断されているのですが，子どもではその機能が未発達なために，睡眠中でも脳からの指令が直接身体に伝わってしまうことがあります。しかし，ほとんどの子どもの神経発達とともに両者とも消失していきます。一部の子ども，そして成人ではそれらの睡眠時の行動が持続し，夜間睡眠や日常生活に支障をきたします。子どもの睡眠時驚愕症の割合は，正確な国内調査がないため不明ですが，カナダの調査では1歳半で34.4％，2歳半と3歳半でそれぞれ20％前後となり，その後割合は少なくなって，13歳では5.3％となります[18]。睡眠時遊行症の子どもの割合はもう少し低く，国内でも国際的にも5％前後となります[19,20]。一方，成人では1％ほどです[19]。

　一方，50歳代以降に多くなってくるのが，レム睡眠中に起き上がり動き回るレム睡眠行動障害で，有病割合は0.5〜2.01％です。高齢者になるとレビー小体型認知症やパーキンソン病の兆

候の一つともなります[21]。

これらのほかに、睡眠時の困りごととして、夜尿、悪夢などがあげられます。

面接による見立ての基本

本書の読者の皆さんの多くは、睡眠を専門に測定する機器のない現場で対象者の支援に携わっていることでしょう。すると、睡眠の困りごとを見立てるのに必要なのは皆さん自身の言葉を使った語りかけや質問、そして会っている間の観察ということになります。一つ一つの質問は、対象者との面接や観察の中で、どんな眠りの問題があるのか、あるいはないのかを推し量る意味があり、それに対する対象者の反応によって、それぞれの睡眠障害の見込みが変動していきます。それ以前に、同じ眠りの訴えでも、対象者や現場の特徴から、各睡眠障害を呈している事前の見込みが異なっています。例えば、同じ「眠い」という訴えを呈する2事例を以下に挙げてみます。

① 高校のスクールカウンセラーに相談に来た17歳の高校生男子。「毎日眠くて授業に集中できない。受験が近いのにさっぱり身につかなくて気持ちだけが焦る」と述べる。身長175cm、体重62kg。

② デイケアプログラムに毎日参加しているうつ病で休職中の54歳の男性。プログラム中にあくびや居眠りが見られる。スタッフが心配して尋ねてみると「ここ数カ月、プログラム中にいつも眠い。運動などしていてもすぐ座り込んだり、横になりたくなる」と述べる。身長165cm、体重80kg。

ここから、この2例の睡眠障害の事前の見込みを推定してみましょう。実臨床での疾患の推定と面接方法について、詳しくは他書[22]を参照してみてください。「眠い」と訴えているのが①の対象者であれば、より睡眠不足や睡眠相後退型の概日リズム睡眠・覚醒障害の可能性が高くなります。あくまで例ですが、支援者側の感覚として、各睡眠障害の確率は、睡眠不足42%、概日リズム障害32%、過眠症5%、ナルコレプシー1%、睡眠時無呼吸10%、その他10%、という感

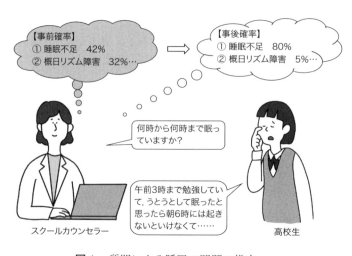

図1　質問による睡眠の問題の推定

表2　睡眠障害推定のための質問例（文献[23]をもとに一部改変）

疑われる睡眠障害	スクリーニング質問例	追加質問例
睡眠時無呼吸	いびきが激しいですか？	睡眠中に呼吸が止まったりしませんか？
		日中にものすごく眠くはないですか？
むずむず脚症候群	布団に入った後，脚がピクピクして落ち着かないですか？	日中にものすごく眠くはないですか？
		脚先を動かさずにじっとしていることができないですか？
概日リズム障害	眠くなる時間がずれている感じはしませんか？	早すぎますか？
		遅すぎますか？
睡眠時随伴症	眠っている知らない間にしてしまう行動がありますか？	どのような行動ですか？
		一晩にどのくらいしていますか？
ナルコレプシー	なんの前触れもなく寝入ってしまうことがありますか？	それはどんなときに，どんな場所で起こりますか？
		感情的になると力が抜けますか？
		晩はあまり眠れないですか？

じでしょうか？　②の対象者であれば，どうでしょうか。より睡眠時無呼吸の事前見込みが高くなりそうです。すると，支援者の感覚として，睡眠不足20％，概日リズム障害5％，過眠症14％，ナルコレプシー1％，睡眠時無呼吸40％，その他20％，という感じでしょうか？

　ではここで「夜は何時から何時まで眠っていますか？」と聞いてみましょう。①の対象者が「午前3時まで勉強していて，うとうとして眠ったと思ったら朝6時には起きないといけなくて……」と答えたとしたら，睡眠不足の確率が80％くらいに上がるでしょうし，概日リズム障害の確率は5％くらいに下がるかもしれません（図1）。②の対象者がデイケアのプログラムの隙間時間に昼寝をしており，そのときにいびきをかいていたら，⑤睡眠時無呼吸の確率は70％くらいに上がることでしょう。各睡眠障害の推定のためのいくつかの質問の例を表2に示します[23]。

　このように見立てにつながる質問や観察を重ねることで睡眠障害の見込み（事後確率）は変わってきますが，上記の事例で見てきたように，それらの推定は事前の見込み（事前確率）の影響を大きく受けます。もともと確率が低い問題はいくつかの質問や観察を総合しないと確かな推定にはなりにくいですし，すでに有病割合の高い問題であれば，1つの質問だけで大きく確率が上がることになります。そのため，各睡眠障害が，それぞれの年齢層でどれくらいの有病割合であるか，もっというと皆さんの現場でどれくらいの有病割合であるのかを事前に知っておくことで，推定の確かさが向上します。また，質問や観察の性能が各睡眠障害に対して鋭敏であるほど，推定の精度が上がってきます。

関連トピック　第3章第2節，第3章第5節，第3章第7節，第3章第9節

引用文献

1) American Academy of Sleep Medicine，日本睡眠学会診断分類委員会（訳），睡眠障害国際分類第3版，ライフ・サイエンス，2018.
2) American Psychiatric Association，日本精神神経学会（日本語版用語監修），髙橋 三郎・大野 裕（監訳）DSM-5 精神疾患の分類と診断の手引，医学書院，2014.

3) World Health Organization, International Classification of Desease 11th Revision, 2022, https://icd.who.int/en（2023年11月1日）.
4) Itani, O., Kaneita, Y., Munezawa, T., Mishima, K., Jike, M., Nakagome, S., Tokiya, M., Ohida, T., Nationwide epidemiological study of insomnia in Japan, Sleep Medicine, Vol.25, 130-138, 2016.
5) Sweetman, A., Lack, L., Catcheside, P.G., Antic, N.A., Smith, S., Chai-Coetzer, C.L., Douglas, J., O'grady, A., Dunn, N., Robinson, J., Paul, D., Williamson, P., McEvoy, R.D., Cognitive and behavioral therapy for insomnia increases the use of continuous positive airway pressure therapy in obstructive sleep apnea participants with comorbid insomnia: A randomized clinical trial, Sleep, Vol.42, No.12, zsz178, 2019.
6) Nomura, T., Inoue, Y., Kusumi, M., Uemura, Y., Nakashima, K., Prevalence of restless legs syndrome in a rural community in Japan, Movement Disorders, Vol.23, No.16, 2363-2369, 2008.
7) Trenkwalder, C., Allen, R., Högl, B., Paulus, W., Winkelmann, J., Restless legs syndrome associated with major diseases: A systematic review and new concept, Neurology, Vol.86, No.14, 1336-1343, 2016.
8) Angriman, M., Cortese, S., Bruni, O., Somatic and neuropsychiatric comorbidities in pediatric restless legs syndrome: A systematic review of the literature, Sleep Medicine Reviews, Vol.34, 34-45, 2017.
9) Benjafield, A.V., Ayas, N.T., Eastwood, P.R., Heinzer, R., Ip, M.S.M., Morrell, M.J., Nunez, C.M., Patel, S.R., Penzel, T., Pépin, J.L., Peppard, P.E., Sinha, S., Tufik, S., Valentine, K., Malhotra, A., Estimation of the global prevalence and burden of obstructive sleep apnoea: A literature-based analysis. The Lancet. Respiratory Medicine, Vol.7, No.8, 687-698, 2019.
10) Kitamura, T., Miyazaki, S., Kadotani, H., Suzuki, H., Kanemura, T., Komada, I., Nishikawa, M., Kobayashi, R., Okawa, M., Prevalence of obstructive sleep apnea syndrome in Japanese elementary school children aged 6-8 years, Sleep & Breathing, Vol.18, No.2, 359-366, 2014.
11) Tsukada, E., Kitamura, S., Enomoto, M., Moriwaki, A., Kamio, Y., Asada, T., Arai, T., Mishima, K., Prevalence of childhood obstructive sleep apnea syndrome and its role in daytime sleepiness, PLoS One, Vol.13, No.10, e0204409, 2018.
12) Kaneita, Y., Ohida, T., Uchiyama, M., Takemura, S., Kawahara, K., Yokoyama, E., Miyake, T., Harano, S., Suzuki, K., Yagi, Y., Kaneko, A., Tsutsui, T., Akashiba, T., Excessive daytime sleepiness among the Japanese general population, Journal of Epidemiology, Vol.15, No.1, 1-8, 2005.
13) Imanishi, A., Kamada, Y., Shibata, K., Sakata, Y., Munakata, H., Ishii, M., Prevalence, incidence, and medications of narcolepsy in Japan: a descriptive observational study using a health insurance claims database, Sleep and Biological Rhythms, Vol.20, No.4, 585-594, 2022.
14) Wang, Y., Chen, Y., Tong, Y., Li, C., Li, J., Wang, X., Heterogeneity in estimates of incidence and prevalence of narcolepsy: A systematic review and meta-regression analysis, Neuroepidemiology, Vol.56, No.5, 319-332, 2022.
15) Hazama, G.I., Inoue, Y., Kojima, K., Ueta, T., Nakagome, K., The prevalence of probable delayed sleep phase syndrome in students from junior high school to university in Tottori, Japan, Tohoku Journal of Experimental Medicine, Vol.216, No.1, 95-98, 2008.
16) Yazaki, M., Shirakawa, S., Okawa, M., Takahashi, K., Demography of sleep disturbances associated with circadian rhythm disorders in Japan, Psychiatry and Clinical Neurosciences, Vol.53, No.2, 267-268, 1999.
17) Tomishima, S., Komada, Y., Tanioka, K., Okajima, I., Inoue, Y., Prevalence and factors associated with the risk of delayed sleep-wake phase disorder in Japanese youth, Frontiers in Psychiatry, Vol.13, 878042, 2022.
18) Petit, D., Pennestri, M. H., Paquet, J., Desautels, A., Zadra, A., Vitaro, F., Tremblay, R. E., Boivin, M., Montplaisir, J., Childhood sleepwalking and sleep terrors: A longitudinal study of prevalence and familial aggregation, JAMA Pediatrics, Vol.169, No.7, 653-658, 2015.
19) Stallman, H.M., Kohler, M., Prevalence of sleepwalking: A systematic review and meta-analysis, PLoS One, Vol.11, No.11, e0164769, 2016.
20) Abe, K., Ohta, M., Amatomi, M., Oda, N., Persistence and predictive value of behaviours of 3-year-olds: A follow-up study at 8 years, Acta Paedopsychiatrca, Vol.48, No.4, 185-191, 1982.
21) Galbiati, A., Verga, L., Giora, E., Zucconi, M., Ferini-Strambi, L., The risk of neurodegeneration in REM sleep behavior disorder: A systematic review and meta-analysis of longitudinal studies. Sleep Medicine Reviews, Vol.43, 37-46, 2019.
22) 稲垣 貴彦，第12章 日本実臨床における精神科診断面接，三浦 麻子（監修），米山 直樹・佐藤 寛（編著），なるほど！心理学面接法（心理学ベーシック），北大路書房，149-162，2018.
23) Morin, C.M., Espie, C.E., Insomnia: A Clinical Guide to Assessment and Treatment, Springer, 2001.

第3章第2節

不眠（眠りたいけど眠れない）とは？

原 真太郎

不眠 =「眠ろうとしても眠れない」夜間の睡眠問題
不眠症 = 不眠 + 日中の機能低下 + 高頻度（週3日）+ 長い持続（1カ月以上）

― 不眠 ―

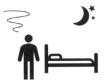
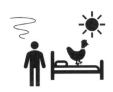

入眠困難
寝床に入っても
眠りにつけなくて困る症状

睡眠維持困難
眠っている途中に目が覚めて
眠りにつけなくて困る症状

早朝覚醒
朝早い時刻に目が覚めて
眠りにつけなくて困る症状

― 日中の機能低下 ―

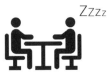
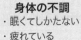
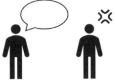
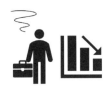

身体の不調
・眠くてしかたない
・疲れている

精神の不調
・イライラする
・気分が落ち込む

能力の不調
・認知機能が下がる
・活動がうまくいかない

- 誰しもが一時的な不眠を経験することがある
- 一時的な不眠は自然寛解することが多く，必要に応じて睡眠衛生についてポイントを絞ってアドバイスすることが重要
- 不眠が「週に3日以上」「2週間以上」続き，生活支障がある場合や身体疾患・精神疾患が併存している可能性がある場合には医療機関に紹介

不眠とは？

"不眠"とは，眠る機会が適切であるにも関わらず眠ることができないという症状を指します。不眠は，就寝から起床までの間にどのタイミングで眠ることができないのか？ という観点から，以下の3つに分類されます。

① 入眠困難
夜間眠りたくて寝床に入ったにもかかわらず，なかなか眠りにつけないという症状です。
② 睡眠維持困難（中途覚醒）
夜間眠っていたいにもかかわらず，眠っている途中に頻回に目が覚めたり，目が覚めてからなかなか眠りにつけない（再入眠困難）という症状です。
③ 早朝覚醒
朝に目が覚めて起きたい時刻まで眠っていたいにもかかわらず，起床を予定していた時刻よりも早い時刻に目が覚めて，そこからなかなか眠りにつけなくて困る症状です。

どの程度の症状を不眠として定義づけるかについて，以前は入眠潜時（布団に入ってから眠るまでの時間）や総中途覚醒時間が30分以上であることを目安としていたこともありました。最近では，こうした時間や客観的に不眠症状が存在していたかどうかではなく，「寝つけなくて苦しかった」，「途中で目が覚めて苦痛だった」という主観的に困っているかどうかが重要視されています[1]。

不眠"症"とは？

不眠が長期間かつ高頻度生じ，**日中の機能低下**（日中の眠気や倦怠感など）が著しくなると不眠"症"として診断されます。睡眠障害国際分類第3版では，不眠とそれに伴う日中の機能低下が週に3回以上存在し，1カ月以上認められることが不眠症の診断基準となっています[1]。また，持続期間が1カ月以上3カ月未満の場合には短期不眠障害，3カ月以上の場合には慢性不眠障害と診断されます。

不眠がもたらす心身への悪影響

不眠が続くと以下のような心身の悪影響があるとされています[2]。
① 心身の健康に対する短期的な悪影響
・疲労感の増大
・身体の不快感の増大
・イライラしやすいといった感情の不安定化
・動機づけの低下

- 自尊心の低下
- 子どもや配偶者との相互作用の阻害
- 注意力，集中力，記憶力といった認知能力の低下
- 生活の質の低下

② 心身の健康に対する長期的な悪影響
- 免疫機能の低下
- メタボリックシンドローム発症リスクの増大
- 心血管系疾患発症リスクの増大
- 不安症発症リスクの増大
- うつ病発症リスクの増大

不眠の疫学

　日本で行われた成人を対象とした全国疫学調査[3]では，過去1カ月間の不眠の症状を"全くない"，"ほとんどない"，"時々あった"，"頻繁にあった"，"常にあった"の5段階から評定してもらい"頻繁にあった"，"常にあった"と回答した場合に"不眠症状あり"と定義した際の有症率が報告されています。その結果，入眠困難は9.8%，睡眠維持困難は7.1%，早朝覚醒は6.7%であり，少なくとも一つ以上の不眠症状を有している者は13.5%であったことが報告されています。さらに，不眠症状と日中の機能低下の両方が認められる成人は，全体の3.8%であったと報告されています。

きっかけのある一時的な不眠への対応

　ちょっとしたきっかけによって不眠は誰にでも生じます。「過去1カ月の間に1日でも不眠症状を経験したことがある」方は30-48%程度であると推定されています[4]。ただし，これらの全てに専門的な支援が必要なわけではありません。多くの場合，不眠は一過性であり自然寛解します。不眠のきっかけが明確でそれほど遷延化していない場合には，以下のように対応することがよいでしょう。

　① 本人にとって重大な出来事があり不眠が生じている

　次の日に何か重大なこと（例えば，遠足や会議でのプレゼンなど）がある晩になかなか眠りにつけないという経験は誰しもにあると思います。これはストレスに対する正常な反応です。こうした場合，当該の出来事が終結したり，出来事から時間が経過すれば不眠も自然に消失します。要支援者の訴える不眠がこうした出来事と関連していて持続期間が短く，出来事の終結の見通しがついている場合には，気にしなくてよいでしょう。要支援者の方に「ストレスがあって眠れないこと自体はおかしいことではない」こと，「大事なことは慌てず，朝はしっかり起きましょう（不眠で睡眠不足だった次の日は眠りやすい）」ということを伝えるとよいでしょう。

表1 対人援助の場で有効な睡眠衛生の4分類と分類ごとの内容[5]

分類	分類ごとの内容
食事・飲酒行動	眠るためにアルコールを飲まない 寝る前にカフェイン飲料を飲まない
睡眠スケジュールとタイミング	就寝時刻や起床時刻を一貫化させる 休日も平日と同じ時間に起きる 日中に昼寝をしない
覚醒関連行動	夜中に時計を見ない 夜中に激しい運動をしない
睡眠環境	寝室に睡眠とは関係のないものを置かない

② 生活習慣の乱れや睡眠環境に問題があり不眠が生じている

不眠は一時的な生活習慣の乱れや睡眠環境の変化によっても生じます。**表1**に**睡眠衛生（睡眠の促進に関わる行動や環境）**の分類と内容を示します。食習慣の乱れや，アルコールやカフェインといった嗜好品の摂取は夜間の覚醒を高め不眠を生じさせます。特に**寝酒**は，「眠るために」行っている方が多いですが，入眠を促進するものの中途覚醒に繋がりかえって睡眠を妨害します。また，眠るために飲酒をする際には，短時間に高容量のアルコールを摂取しがちになりアルコール使用症のリスクにもつながるため注意が必要です。また，仕事のスケジュールの変化や長期の休暇などに伴って，睡眠スケジュールや寝起きのタイミングが普段と異なると，眠りたい時刻に十分に眠気が高まっていなかったり，覚醒が高く不眠が生じることがあります。その他，寝床での覚醒を高める行動や環境がある場合には，それらを確認して要支援者に適切な睡眠衛生について伝えることが大事です。ただし，睡眠衛生の内容を伝える際には，「あれもダメこれもダメ」「こうしたほうがいい」という事柄が多すぎるとかえって要支援者の生活を窮屈にします。**表1**を参考に要支援者の生活習慣や睡眠環境を確認し，不眠に影響していそうなポイントを1つか2つに絞って伝えるとよいでしょう。

不眠が慢性化している場合の対応

多くの場合不眠は，発症にきっかけがあることが多いですが，ストレスや生活習慣の乱れが続き，繰り返し不眠を経験すると，きっかけとなった事柄が改善した後でも，不眠症状が続き遷延化することがあります。直接的な原因が認められないにも関わらず，不眠が「週に3日以上」「2週間以上」続いて生活に支障を感じていたり，不眠に他の身体疾患や精神疾患の併存が疑われる場合には，医療機関に紹介するとよいでしょう。

関連トピック　第3章第3節，第3章第4節

引用文献

1) American Academy of Sleep Medicine，日本睡眠学会診断分類委員会（訳），睡眠障害国際分類第3版，ライフ・サイエンス，213-219，2018.
2) Morin, C.M., LeBlanc, M., Daley, M., Gregoire, J.P., Mérette, C., Epidemiology of insomnia: prevalence, self-help treatments, consultations, and determinants of help-seeking behaviors, Sleep Medicine, Vol.7, No.2, 123-130, 2006.
3) Itani, O., Kaneita, Y., Munezawa, T., Mishima, K., Jike, M., Nakagome, S., Tokiya, M., Ohida, T., Nationwide epidemiological study of insomnia in Japan, Sleep Medicine, Vol.25, 130-138, 2016.
4) Ohayon M. M., Epidemiology of insomnia: what we know and what we still need to learn. Sleep Medicine Reviews, Vol.6, No.2, 97-111, 2002.
5) Hara, S., Nonaka, S., Ishii, M., Ogawa, Y., Yang, C. M., Okajima, I., Validation of the Japanese version of the Sleep Hygiene Practice Scale, Sleep Medicine, Vol.80, 204-209, 2021.

第3章第3節

不眠に対する薬物療法

松井 健太郎

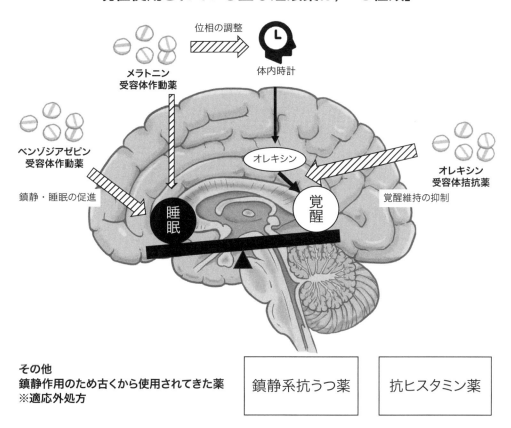

現在使用されている主な睡眠薬は,「3種類」

- 睡眠薬によって作用機序や副作用の出現の仕方は異なる
- 睡眠薬の服薬,使用中の減薬・中止に不安を感じている方も多い
- 睡眠薬は短期間での減薬・中止を検討すべきだが,日中の機能に支障がないことの確認や減薬・中止の不安に寄り添うことが重要

不眠に対する薬物療法

不眠症治療においては，長らく**ベンゾジアゼピン（benzodiazepine：BZ）**受容体作動薬が睡眠薬として使用されてきました。BZ受容体作動薬は，γ-アミノ酪酸（gamma-aminobutyric acid：GABA）の作用を強めることで催眠，鎮静作用をもたらしますが，血中濃度の上昇とともに効果がすみやかに発揮されるため，投与初回から効果の実感を得やすい薬剤です。BZ受容体作動薬はBZ骨格をもつか否かでBZ系睡眠薬，非BZ系睡眠薬として分けられます。ゾルピデム，エスゾピクロンなどを中心とした非BZ系睡眠薬は，鎮静・催眠作用をもつ一方で，抗不安作用，筋弛緩作用をきたしにくく[1]，BZ受容体作動薬を用いる際には非BZ系睡眠薬を選択することが多くなってきています。ただし，依存性や耐性，転倒リスクなどの副作用はBZ系および非BZ系睡眠薬のいずれにも生じうる[2]ので，注意が必要です。

近年，メラトニン受容体作動薬やオレキシン受容体拮抗薬などの新規作用機序をもつ睡眠薬が登場しています（図1）。これらの薬剤はBZ受容体作動薬と比べ，依存・耐性形成や転倒リスクが低く，安全性の面でより優れていると言えます[3,4]。一般に睡眠薬とされるのはBZ受容体作動薬，メラトニン受容体作動薬，オレキシン受容体拮抗薬の3つですが，これらに加え，鎮静系抗うつ薬や，一般医薬品の1つ，睡眠改善薬として抗ヒスタミン薬が使用されることがあります。

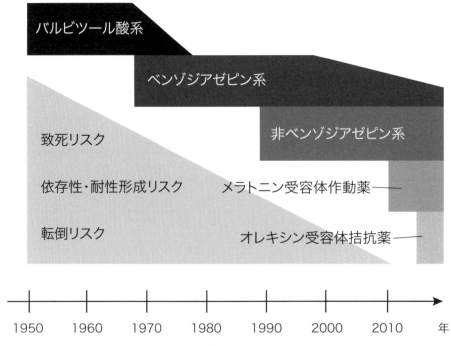

図1　時系列でみた睡眠薬の登場ライン[31]
　　　睡眠薬の改良とともに副作用は軽減してきた。バルビツール酸系睡眠薬は呼吸抑制による致死リスクを有するため，現在は使用されていない。

（1）BZ受容体作動薬

① 超短時間型（半減期：2～4時間程度）
非BZ系睡眠薬：ゾルピデム，ゾピクロン，エスゾピクロン
BZ系睡眠薬：トリアゾラム
② 短時間型（半減期：6～12時間程度）
BZ系睡眠薬：ブロチゾラム，リルマザホン，ロルメタゼパム，エチゾラム
③ 中時間型（半減期：12～24時間程度）
BZ系睡眠薬：フルニトラゼパム，エスタゾラム
④ 長時間型（半減期：24時間以上）
BZ系睡眠薬：ニトラゼパム，クアゼパム

　BZ受容体作動薬は不眠症状に対して速やかな効果が期待できます。かつては，BZ受容体作動薬の使い分けにおいて半減期（体内に入った薬の血中濃度が代謝や排泄により半分になるまでの時間）が重視され，入眠困難に対しては超短時間型や短時間型の薬剤を，中途覚醒や早朝覚醒に対しては中時間型，長時間型の薬剤が使われてきました。ですが，多くの薬剤が半減期に関わらず，入眠困難・睡眠維持困難の両方に効果が期待できます[5),6)]（ただし，超短時間型のBZ受容体作動薬であるトリアゾラムは半減期が非常に短いため，かえって早朝覚醒の原因になるとの報告があります[7)]）。

　BZ受容体作動薬には共通して，依存性や耐性，離脱症状の問題が生じます（ただし非BZ系睡眠薬および長時間型のBZ系睡眠薬であるクアゼパムは，その他のBZ受容体作動薬よりもやや弱いとされています[8),9)]）。また，翌日への持ち越し（眠気やふらつき）や転倒，記憶障害や奇異反応，せん妄の賦活も共通した副作用です[10)-14)]。とくに高齢の患者や身体合併症を複数有する患者では副作用リスクが高いといえるでしょう。

　超短時間型のBZ受容体作動薬であっても眠気やふらつきなどが翌朝に生じることがあるので，注意が必要です。さらに超短時間型のBZ受容体作動薬により睡眠時遊行症（＝夢遊症）や睡眠関連摂食障害が賦活されることがあり，その場合にはトリアゾラム，ゾルピデム，ゾピクロンの使用が禁忌とされました（2022年7月より添付文書にも追記されました）。これらの症状は超短時間型に限らずBZ受容体作動薬全般に生じることがあるので，注意が必要です[15)]。また，中時間型のBZ系睡眠薬であるフルニトラゼパムは，米国での持ち込みが，量に関係なく一切禁止されているため，渡航前の情報提供が重要です。

（2）メラトニン受容体作動薬

　わが国では現在，ラメルテオンとメラトニンの2種類が使用可能です（ただし，メラトニンは「小児期の神経発達症に伴う入眠困難」にのみ保険適用があります）。いずれの薬剤も，メラトニン受容体に作用して，入眠を促進し，睡眠-覚醒リズム位相の変動に関与しています。ただし，実際の睡眠時間の延長効果や中途覚醒に対する効果は乏しいとされています[6)]。

　ラメルテオンの半減期は1～2時間と短いですが，翌日に眠気が持ち越すことが少なからずあります。これはラメルテオンの活性代謝産物により生じると考えられています。睡眠・覚醒相

後退障害の治療において，ラメルテオンを用いる場合，通常の8mgよりも就寝時間の数時間前に，半分以下の低用量を使用することがあります。これは，低用量の方が概日リズム位相の変動が大きいとされる報告があるためです[16]。同様に，メラトニンも就寝数時間前に服用することで，睡眠・覚醒リズムの前進が期待できます[17]。ラメルテオンとメラトニンの共通した副作用として，翌日の頭痛や眠気が生じることがありますが，依存や耐性形成，筋弛緩作用によるふらつきや転倒のリスクは低く[3,18]，また，せん妄の予防効果も示唆されています[19]。

（3）オレキシン受容体拮抗薬

わが国では現在，スボレキサントとレンボレキサントの2種類が使用可能です。これらの薬剤は，覚醒を促す作用を持つオレキシンに拮抗することで，入眠促進作用や睡眠維持効果の両方が期待されています[6]。臨床用量においては，レンボレキサントの方が入眠促進作用に優れていると指摘されています[20]。副作用として翌日の眠気や頭痛が出現することがある他，悪夢を生じることがありますが，依存や耐性形成，ふらつきや転倒のリスクは低く[6]，近年はせん妄への予防効果も指摘されています[21]。安全性と有効性の観点から，BZ系や非BZ系の睡眠薬に代わって，今後は中心的な役割を果たす可能性が高い薬剤と考えられています。

（4）鎮静系抗うつ薬

わが国では，トラゾドン，ミアンセリン，ミルタザピンなどが睡眠薬の代替としてよく使用されてきました。これらの薬剤には，鎮静作用があり，入眠困難や中途覚醒などの一般的な症状に対して使用されます。中でもトラゾドンは近年のネットワーク・メタアナリシスから，一般的な睡眠薬と同等の効果が示唆されています[22]。

鎮静系抗うつ薬は，副作用として翌日の眠気やふらつきが出現することがあります。また，ミルタザピンにおいては，食欲の増加や体重増加も認められます[6,23]。うつ病患者を除く原発性不眠症患者への使用については有効性と安全性を支持するエビデンスは十分とは言えません。適応外処方では副作用被害救済制度の救済対象とならないことなど留意すべきことが多く，一般には推奨されません。

（5）抗ヒスタミン薬

第一世代抗ヒスタミン薬であるジフェンヒドラミンは強い鎮静作用を持ち，わが国では古くから不眠症状に対して使用されてきました。現在もOTC医薬品（over the counter医薬品：薬局・薬店で処方箋なしに購入できる医薬品）の「睡眠改善薬」として販売されています。第一世代抗ヒスタミン薬が強い鎮静効果を持つのは，親油性であり，血液脳関門の透過性が高いためです。ジフェンヒドラミンによる眠気は服用4日目でプラセボ服用群と同じ水準になったという報告[24]があり，容易に耐性が形成される点に留意する必要があります。ジフェンヒドラミンの半減期は5〜8時間ですが，内服した12時後でも陽電子放射断層撮影（positron emission tomography：PET）による脳内占拠率は45％と高いレベルを維持する[25]ことから，就寝前に服用した際，翌日への持ち越しに注意する必要があります。

睡眠薬使用に対する不安：常用量依存・認知症リスク

　患者さんははじめての睡眠薬の服薬に対して不安を感じることが少なからずあります。また睡眠薬の効果を実感していたとしても，「これを飲み続けて良いものか」と不安に感じている方が多いのではないかと思います。どうして不安に感じているのですか，と尋ねると，「飲み始めるとやめられなくなってしまうのではないか」という懸念，「睡眠薬を飲んでいると認知症になってしまうのではないか」という心配，の2点を挙げる方が多いです。

　「睡眠薬を飲み始めるとやめられなくなる」という懸念はたしかにその通りという部分があります。従来から使用されている睡眠薬であるBZ受容体作動薬は，一般に6カ月以上の使用では常用量でも依存が形成され（これを**常用量依存**と呼びます），中断時には**反跳性不眠**と呼ばれる，以前の不眠症状よりもひどい不眠症状がしばしば出現します[2]。メラトニン受容体作動薬やオレキシン受容体拮抗薬は反跳性不眠が生じないと考えられています[8]が，単に薬効がなくなったことによる不眠症状の再燃は生じえますし，服薬に対する心理的依存を背景に，睡眠薬をやめにくくなってしまう可能性があります。

　「睡眠薬を飲んでいると認知症になってしまうのではないか」という心配については杞憂と言えるでしょう。古くから睡眠薬服用が認知症リスクとなる，という主張がなされてきたのは事実です（BZ受容体作動薬の新規使用者において認知症発症リスクが高い[26]）。ところがその後，BZ受容体作動薬の使用は認知症の発症リスクといえるが，長期使用により高用量曝露した場合には認知症発症リスクとなっていなかった，と報告されました[27]。BZ受容体作動薬が本当に認知症リスクになるのであれば，長期でBZ受容体作動薬に曝露している人のほうが認知症になりやすいはずですが，それが否定された，ということになります。BZ受容体作動薬の新規使用者において認知症発症リスクが高い背景として，認知症発症の前駆期に，夜間の睡眠は分断しやすくなるので[27]，それらの認知症発症リスクが高い高齢者に睡眠薬が新規で処方されたのではないかと考えられています。

睡眠薬を用いた治療における出口戦略

　BZ受容体作動薬のみならず，睡眠薬全般において，短期間で減薬・中止することを検討すべき，とされています[29]。しかし同時に，睡眠薬をやめるための前提として，夜間の不眠症状が消失し日中の心身機能が良好に保たれている必要がある，とされています[30]。具体的には不眠症状が改善し，日中機能に大きな支障がなくなった後，4～8週間を経てから減薬・休薬にとりかかるのが一般的なペースでしょう。

　前述の通り，BZ受容体作動薬は中断時の反跳性不眠が懸念されるため，時間をかけて用量を減らしていく「漸減法」が基本となります。既報研究のレビューでは，BZ系睡眠薬では数週間から数カ月程度かけて総量の10-25％を減らすというスケジュール，非BZ系睡眠薬では1週間ごとに総量の25％ずつ減量する，というスケジュールが提案されています[8]。睡眠薬を減らすこと

による不安を感じる患者も少なくないことから，現実的には非BZ系睡眠薬でも月単位の間隔で減量していく場合が多いです。最終的には少しずつ休薬日を増やしていく手法，「隔日法」が用いられます。

一方，オレキシン受容体拮抗薬やメラトニン受容体作動薬では反跳性不眠は生じにくい[8]ため，「突然やめる」という選択肢も可能となっています。現在の処方で睡眠の問題が目立っておらず，薬を飲まずに寝付けそうであれば，試しに飲まずに床に入ってもらう，というやり方です（私は「随時中断法」と呼んでいます）。反跳性不眠が生じにくいとはいえ，やはり睡眠薬をやめるとどうにも寝付きづらい，という方もいらっしゃいます。「無理に睡眠薬をやめる必要はない」と安心を保証することも同時に重要です。

関連トピック 第2章第6節，第3章第2節，第3章第4節

引用文献

1) Rudolph, U., Crestani, F., Benke, D., Brünig, I., Benson, J.A., Fritschy, J.M., Martin, J.R., Bluethmann, H., Möhler, H., Benzodiazepine actions mediated by specific gamma-aminobutyric acid（A）receptor subtypes, Nature, Vol.401, No.6755, 796-800, 1999.
2) Lader, M., Benzodiazepine harm: how can it be reduced? British Journal of Clinical Pharmacology, Vol.77, No.2, 295-301, 2014.
3) McGechan, A., Wellington, K., Ramelteon, CNS Drugs, Vol.19, No.12, 1057-1067. 2005.
4) Patel, K. V., Aspesi, A. V., Evoy, K. E., Suvorexant: a dual orexin receptor antagonist for the treatment of sleep onset and sleep maintenance insomnia. The Annals of Pharmacotherapy, Vol.49, No.4, 477-483, 2015.
5) Moniri, N.H., Reintroduction of quazepam: an update on comparative hypnotic and adverse effects, International Clinical Psychopharmacology, Vol.34, No.6, 275-285, 2019.
6) Sateia, M.J., Buysse, D.J., Krystal, A.D., Neubauer, D.N., Heald, J.L., Clinical practice guideline for the pharmacologic treatment of chronic insomnia in adults: an American Academy of Sleep Medicine Clinical Practice Guideline, Journal of Clinical Sleep Medicine, Vol.13, No.2, 307-349, 2017.
7) Kales, A., Soldatos, C.R., Bixler, E.O., Kales, J.D., Early morning insomnia with rapidly eliminated benzodiazepines, Science, Vol.220, No.4592, 95-97, 1983.
8) Watson, N.F., Benca, R.M., Krystal, A.D., McCall, W.V., Neubauer, D.N., Alliance for sleep clinical practice guideline on switching or deprescribing hypnotic medications for insomnia, Journal of Clinical Medicine, Vol.12, No.7, 2023.
9) Ankier, S.I., Goa, K.L., Quazepam. A preliminary review of its pharmacodynamic and pharmacokinetic properties, and therapeutic efficacy in insomnia, Drugs, Vol.35, No.1, 42-62, 1988.
10) Mangusan, R.F., Hooper, V., Denslow, S.A., Travis, L., Outcomes associated with postoperative delirium after cardiac surgery, American Journal of Critical Care, Vol.24, No.2, 156-163, 2015.
11) Park, S.M., Ryu, J., Lee, D.R., Shin, D., Yun, J.M., Lee, J., Zolpidem use and risk of fractures: a systematic review and meta-analysis, Osteoporosis International, Vol.27, No.10, 2935-2944, 2016.
12) Herzig, S.J., Rothberg, M.B., Moss, C.R., Maddaleni, G., Bertisch, S.M., Wong, J., Zhou, W., Ngo, L., Anderson, T.S., Gurwitz, J.H., Marcantonio, E.R., Risk of in-hospital falls among medications commonly used for insomnia in hospitalized patients, Sleep, Vol.44, No.9, 2021.
13) Brandt, J., Leong, C., Benzodiazepines and z-drugs: An updated review of major adverse outcomes reported on in epidemiologic research, Drugs in R&D, Vol.17, No.4, 493-507, 2017.
14) Marcantonio, E.R., Juarez, G., Goldman, L., Mangione, C.M., Ludwig, L.E., Lind, L., Katz, N., Cook, E.F., Orav, E.J., Lee, T.H., The relationship of postoperative delirium with psychoactive medications, JAMA, Vol.272, No.19, 1518-1522, 1994.
15) Komada, Y., Takaesu, Y., Matsui, K., Nakamura, M., Nishida, S., Kanno, M., Usui, A., Inoue, Y., Comparison of clinical features between primary and drug-induced sleep-related eating disorder, Neuropsychiatric Disease and

Treatment, Vol.12, 1275-1280, 2016.
16) Richardson, G.S., Zee, P.C., Wang-Weigand, S., Rodriguez, L., Peng, X., Circadian phase-shifting effects of repeated ramelteon administration in healthy adults, Journal of Clinical Sleep Medicine, Vol.4, No.5, 456-461, 2008.
17) Burgess, H.J., Revell, V.L., Eastman, C.I., A three pulse phase response curve to three milligrams of melatonin in humans, The Journal of Physiology, Vol.586, No.2, 639-647, 2008.
18) Tuft, C., Matar, E., Menczel Schrire, Z., Grunstein, R.R., Yee, B.J., Hoyos, C. M., Current insights into the risks of using melatonin as a treatment for sleep disorders in older adults, Clinical Interventions in Aging, Vol.18, 49-59, 2023.
19) Khaing, K., Nair, B. R. Melatonin for delirium prevention in hospitalized patients: A systematic review and meta-analysis, Journal of Psychiatric Research, Vol.133, 181-190, 2021.
20) Kishi, T., Nomura, I., Matsuda, Y., Sakuma, K., Okuya, M., Ikuta, T., Iwata, N., Lemborexant vs suvorexant for insomnia: A systematic review and network meta-analysis, Journal of Psychiatric Research, Vol.128, 68-74, 2020.
21) Xu, S., Cui, Y., Shen, J., Wang, P., Suvorexant for the prevention of delirium: A meta-analysis, Medicine, Vol.99, No.30, e21043, 2020.
22) De Crescenzo, F., D'Alò, G.L., Ostinelli, E.G., Ciabattini, M., Di Franco, V., Watanabe, N., Kurtulmus, A., Tomlinson, A., Mitrova, Z., Foti, F., Del Giovane, C., Quested, D.J., Cowen, P.J., Barbui, C., Amato, L., Efthimiou, O., Cipriani, A., Comparative effects of pharmacological interventions for the acute and long-term management of insomnia disorder in adults: a systematic review and network meta-analysis, Lancet, Vol.400, No.10347, 170-184, 2022.
23) Croom, K. F., Perry, C. M., Plosker, G. L., Mirtazapine: a review of its use in major depression and other psychiatric disorders, CNS Drugs, Vol.23, No.5, 427-452, 2009.
24) Richardson, G.S., Roehrs, T.A., Rosenthal, L., Koshorek, G., Roth, T., Tolerance to daytime sedative effects of H1 antihistamines, Journal of Clinical Psychopharmacology, Vol.22, No.5, 511-515, 2002.
25) Zhang, D., Tashiro, M., Shibuya, K., Okamura, N., Funaki, Y., Yoshikawa, T., Kato, M., Yanai, K., Next-day residual sedative effect after nighttime administration of an over-the-counter antihistamine sleep aid, diphenhydramine, measured by positron emission tomography, Journal of Clinical Psychopharmacology, Vol.30, No.6, 694-701, 2010.
26) Billioti de Gage, S., Bégaud, B., Bazin, F., Verdoux, H., Dartigues, J.F., Pérès, K., Kurth, T., Pariente, A., Benzodiazepine use and risk of dementia: prospective population based study, BMJ, Vol.345, e6231, 2012
27) Gray, S.L., Dublin, S., Yu, O., Walker, R., Anderson, M., Hubbard, R.A., Crane, P.K., Larson, E.B., Benzodiazepine use and risk of incident dementia or cognitive decline: prospective population based study, BMJ, Vol.352, i90, 2016.
28) Lim, A.S., Kowgier, M., Yu, L., Buchman, A.S., Bennett, D.A., Sleep fragmentation and the risk of incident Alzheimer's disease and cognitive decline in older persons, Sleep, Vol.36, No.7, 1027-1032, 2013.
29) Takaesu, Y., Sakurai, H., Aoki, Y., Takeshima, M., Ie, K., Matsui, K., Utsumi, T., Shimura, A., Okajima, I., Kotorii, N., Yamashita, H., Suzuki, M., Kuriyama, K., Shimizu, E., Mishima, K., Watanabe, K., Inada, K., Treatment strategy for insomnia disorder: Japanese expert consensus, Frontiers in Psychiatry, Vol.14, 1168100, 2023.
30) 厚生労働科学研究・障害者対策総合研究事業「睡眠薬の適正使用及び減量・中止のための診療ガイドラインに関する研究班」および日本睡眠学会・睡眠薬使用用ガイドライン作成ワーキンググループ（編），睡眠薬の適正な使用と休薬のための診療ガイドライン―出口を見据えた不眠医療マニュアル―，2013，https://www.jssr.jp/data/pdf/suiminyaku-guideline.pdf.（2023年11月1日）．
31) 稲田 健・松井 健太郎，睡眠薬の副作用，稲田 健（編），本当にわかる精神科の薬はじめの一歩 改訂版～具体的な処方例で経過に応じた薬物療法の考え方が身につく！，羊土社，112-114，2018．

第3章第4節

不眠に対する理解と支援

野間 紘久

睡眠のために「良かれ」と思ってしていることで不眠は維持・悪化

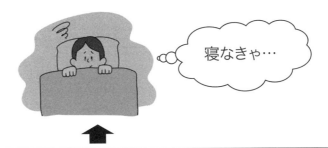

不眠に対する認知行動療法（CBT-I）

睡眠衛生指導（効果△）　　　リラクセーション法（効果△）

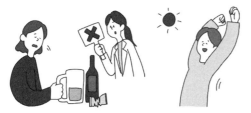　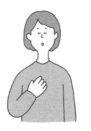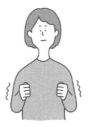

認知的介入（効果○）　　　睡眠スケジュール法
　　　　　　　　　　　　刺激統制法＋睡眠制限法（効果○）

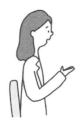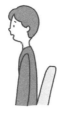　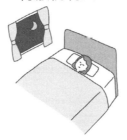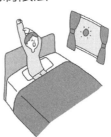

- 不眠は，睡眠のために行っている行動や背景にある考え方により維持されている
- 習慣を振り返り，寝床と睡眠の結びつきを強める働きかけ（CBT-I）が有効
- 「良かれ」と思っている習慣を変えることや睡眠スケジュール法での一時的な睡眠不足に伴う抵抗感や不安に寄り添うかかわりが重要

不眠に対する理解と支援

日本における成人の不眠症の有病率は10%以上[1]と、対人援助の場においても対処が求められることの少なくない疾患と言えます。本節では、対人援助職が不眠症患者さんを支援する際に知っておきたい不眠症状の慢性化のメカニズムと不眠に対する認知行動療法（cognitive behavioral therapy for insomnia：CBT-I）の技法について、実施のポイントを交えながら紹介します。

不眠症状を長引かせる要因について

不眠症の関連因子は性差、遺伝要因、ストレスなど多因子であると言われています。こうした複雑な因子によって不眠症の発症と維持のメカニズムを説明するものに、3Ps（スリーピーズ）モデルがあります。3Psモデルでは図1のように①そもそもの不眠症状の発症しやすさを決める準備因子（Predisposing factor）、②不眠症状のトリガーとなり、不眠症状を悪化させる促進因子（Precipitating factor）、③一度発症した不眠症状を長引かせる遷延因子（Perpetuating factor）があり、これらが足し合わさって不眠症が悪化、維持されるとしています。

具体的には元々、心配性（準備因子）な患者さんに対人関係等のトラブル（促進因子）があると中々寝付けないなどの一時的な不眠症状が発症します。一時的な不眠症状によって生じた問題への対処としての必要以上に早く寝床に入る、昼寝を多くするなどの患者さんの習慣（遷延因子）は、寝床と眠れない経験の結びつきを強くしたり、睡眠欲求を低減させることで夜間の入眠を妨害することでやがて慢性的な不眠症に至ります。

後に紹介するCBT-Iの技法では、必要以上に早く寝床に入るといった睡眠習慣やそれを支える考え方を別の行動や考え方に置き換えて、不眠症状の維持を防ぐことを主に目的とします。しかしながら、こうした習慣や考え方について、本人は「良かれ」と思ってやっているという点に注意が必要です。技法を用いる際には、患者さんが「良かれ」と思っていることを意識して、情報の伝え方や関わり方を意識した上で行うことが重要と言えます。

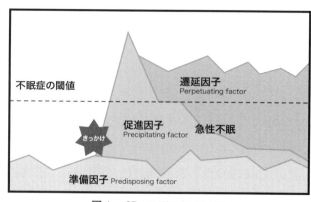

図1　3Psモデルについて

表1 CBT-Iの構成について

構成要素	ガイドラインにおける推奨度
睡眠衛生指導	単独で使用は推奨しない
リラクセーション法	条件付きで推奨
睡眠制限法	条件付きで推奨
刺激制御法	条件付きで推奨
認知的介入法	推奨に関する記述無し

不眠に対する認知行動療法について

　CBT-Iは，不眠症に対する有効性が認められており[2]，近年ではうつ病をはじめとする併存疾患を有する不眠症に対してもその有効性が示されています[3]。こうした背景から多くの治療ガイドラインにおいて，不眠症に対する第一選択治療とされています（例：欧州不眠症ガイドライン[4]）。米国睡眠医学会のガイドライン[5]ではCBT-Iは，**表1**のような構成要素からなると定義され，これらの構成要素を組み合わせた多成分のCBT-Iが最も強く推奨されています。ただし，多成分のCBT-Iを時間の限られる実際の臨床場面で行うことは簡単ではありません。また，CBT-Iの介入技法の中には，その有効性に関して推奨度が高いものもあれば低いものもあります。CBT-Iに関する効果研究を収集，統合した近年の大規模な系統的レビュー[6]では，これまでのガイドラインの推奨とは一部異なる結論も報告されています。以下では，各介入技法の内容を解説するとともにそれぞれの介入技法の推奨についての現状，実践のポイントについて紹介していきます。実際の臨床場面では，それぞれの技法を組み合わせて状況に合わせた形で行うことも有用でしょう。

アセスメント

　患者さんから情報を集め，不眠症の発症，維持要因を特定します。睡眠に関わるタイミングや日中の支障，入床や起床を規定するルールや不眠症になる前の睡眠パターンなどを聞き取ります。情報収集のツールとして最も用いられる睡眠日誌は就床・起床，入眠・覚醒，食事，服薬，入浴のタイミングやそれらのパターンについて捉えることができます。また，不眠重症度質問票（insomnia severity index：ISI）などの質問紙は睡眠日誌だけでは分からない患者さんの主観的な苦痛を定量的に捉えることができるといった特徴があり，目的に応じて使用することが重要です。
　情報を集める際には，不眠症状のみだけでなく，症状が改善した状態を具体的に共有することで，治療の目標を立てやすくなるとともに，患者さんのモチベーションにもつながります。

睡眠衛生指導

　睡眠衛生指導は，睡眠に影響する寝室の環境や寝る前の行動，必要な睡眠時間等の知識を患者さんに身につけてもらい，自身の睡眠のどこに問題があるのか，それを改善するためにはどのような方法が必要なのか理解してもらうことを目的とした方法です。

睡眠衛生指導を実施する際のポイント

　睡眠衛生指導では，ただの情報提供にならないことが重要です。睡眠衛生指導単体では不眠症の治療には十分な効果が得られないため[5), 6)]，患者さんが持つ知識や重要性を把握した上で，自身の問題を理解して後述する治療を導入しやすくする工夫が必要です。よくある例として，コーヒー好きの不眠症患者さんに対してカフェインの摂取を一概に禁止するような紋切り型の指導より，飲んでもよい時間を一緒に考える等，患者さんの価値に基づいた代替案を検討する方が，患者さんにとってより良いテーラーメイドな対処と言えるでしょう。

認知的介入法

　不眠症では患者さんが「24時までに寝ないと明日の仕事で必ずミスをしてしまう」などの極端な考えを持っている場合もあり，そうした考えによって不眠症が維持されているケースもあります。認知的介入法は，睡眠の問題を維持していると考えられる思考について，思考記録表を用いて，考えが生じた「状況」，その時の「気分」を特定し「思考の根拠となる事実」と「思考の反証となる事実」を挙げてもらうことで，より現実に即した思考を持ちやすくなることを目的とします。認知的介入法は，これまでのガイドライン[5)]では単独での介入効果についてエビデンスが不十分であることから推奨についての言及はありませんでした。しかしながら，近年の系統的レビュー[6)]では高い有効性が報告されています。

認知的介入法を実施する際のポイント

　認知的介入では患者さんの考えを具体的に把握することが重要になりますが，こうした考えは自動的に浮かんでくるため，考えを尋ねるだけではうまくいかないことが多々あります。そういった場合には，1)「24時までに眠れないことで考えられる最悪のパターンは何ですか？」といった質問で極端な結果を尋ねること，2) 問題の原因を過度に睡眠に求める，「眠れたor一切眠れない」といった0か100の思考になりやすいといった不眠症患者さんが持ちやすい思考パターンを治療者から提示することも有用です。

リラクセーション法

　不眠症患者さんの中には寝ようとする際，交感神経の亢進によって身体的な覚醒状態が高まってしまい，眠れない状況に陥りやすいことがあります。リラクセーション法は，呼吸や筋肉の動きを操作して身体をリラックスさせることで，眠りやすい状態を作る方法です。方法としては，漸進的筋弛緩法や呼吸法があります。患者さんにとってやりやすい方法を選ぶことが重要なポイントになります。リラクセーション法は，これまでのガイドライン[5]では推奨されていました。しかしながら，近年の系統的レビュー[6]では，リラクセーション法が有効ではないもしくは逆効果となる可能性が報告されています。なぜリラクセーション法が有効でないかについては十分な検討は行われていません。寝床でリラックスすることはもちろん眠りやすさに重要ですが，患者さんに不眠対処としてリラクセーション法を提供することは，「眠るために対処しなければ！」という意識を強めてしまい，かえって覚醒を高めてしまうのかもしれません。

刺激制御法

　刺激制御法では，不眠症の患者さんは本来であれば眠れるはずの寝床で眠れないという経験をしやすいために，寝床と眠れない感覚が結びついてしまっていると考えます。寝床で眠れないことに思い悩んだり，眠れるまで読書をしたりすることで，寝床という環境と眠れない感覚のつながりはより強くなってしまいます。そのため，刺激制御法では，以下のルールに従って睡眠習慣を整えます。
　① 眠くなったときだけベッドに入る
　② ベッドは眠るためだけに利用する
　③ 入床から15分程度経過しても眠れないときはベッドから出る
　④ 寝た時刻にかかわらず，朝は毎日同じ時刻に起きる
　⑤ 昼寝はしない，どうしても眠気に耐えられない場合は15時までの20分以内にする
　刺激統制法は，これまでのガイドライン[5]でも，近年の系統的レビュー[6]でも単独の技法としても，複数の介入法と組み合わせた際の要素としても有効かつ推奨されることが報告されています。

刺激制御法を実施する際のポイント

　刺激制御法では，これまでとは異なるタイミングで就床，起床を行なってもらうため，患者さんがどのようなことをして過ごせばよいか分からないことも少なくありません。患者さんが以前取っていた行動をしてもらう，複数の案を作っておくなど，新しい習慣を作ってもらいやすいような工夫が必要になります。

睡眠制限法

不眠症では睡眠不足を補おうとして必要以上に長く寝床にいるために、かえって睡眠の効率が悪くなっていることが多く見られます。睡眠制限法では、睡眠時間を制限して意図的に睡眠不足の状態を作ることで入眠の難しさや中途覚醒を減らすことを目的とした技法です。具体的には以下の手順に従います。

① 直近1週間の平均睡眠時間を計算する
② 平均睡眠時間＋30分を寝床にいる時間にする
③ 起床時刻から逆算して就床時刻を設定する
④ 次回の面接まで設定したスケジュールで過ごしてもらい、睡眠効率（睡眠時間／床上時間×100）が85％以上であった場合には、15分～30分ずつ寝床に居る時間を延ばしてもらう

睡眠制限法も刺激統制法と同様に、単独の技法としても、複数の介入法と組み合わせた際の要素としても有効かつ推奨されることが報告されています[5),6)]。

睡眠制限法を実施する際のポイント

睡眠制限法では、意図的に睡眠不足を生じさせるため、疲労感や強い眠気といった身体的なものから、無気力感や怒りっぽさ等の精神的な副作用が生じます。こうした副作用から患者さんは睡眠制限法に対して強い抵抗を持つことがあります。その一方で、これらの副作用が強いほど、睡眠不足が貯まりやすく夜間の問題を改善しやすいこと[7)]、また治療開始から3週間ごろには改善されること[8)]が分かっています。実際に睡眠制限法を行う際には、副作用がいつまで続くのかといった見通しを伝えること、副作用が出ていることは治療が上手く進んでいる証拠であることを伝えるなどの工夫が必要になります。

他の疾患に併存する不眠に対する認知行動療法の効果

不眠症に精神・身体疾患との併存が見られる場合にも、不眠症への治療が不眠症と併存疾患に対して効果的である場合があります。うつと不眠が併存している場合、無治療の場合は再発率等のリスクが高まる一方で、CBT-Iを行った場合にはうつ病の発症率が低下する可能性が示されています[9)]。

関連トピック　第1章第5節，第1章第6節，第3章第2節

引用文献
1) Kaneita, Y., Ohida, T., Uchiyama, M., Takemura, S., Kawahara, K., Yokoyama, E., Miyake, T., Harano, S., Suzuki, K., Yagi, Y., Kaneko, A., Tsutsui, T., Akashiba, T., Excessive daytime sleepiness among the Japanese general population, Journal of Epidemiology, Vol.15, No.1, 1-8, 2005.

2) Trauer, J.M., Qian, M.Y., Doyle, J.S., Rajaratnam, S.M., Cunnington, D., Cognitive behavioral therapy for chronic insomnia: A systematic review and meta-analysis, Annals of Internal Medicine, Vol.163, No.3, 191-204, 2015.
3) Wu, J.Q., Appleman, E.R., Salazar, R.D., Ong, J.C., Cognitive behavioral therapy for insomnia comorbid with psychiatric and medical conditions: A meta-analysis, JAMA Internal Medicine, Vol.175, No.9, 1461-1472, 2015.
4) Riemann, D., Espie, C.A., Altena, E., Arnardottir, E.S., Baglioni, C., Bassetti, C.L.A., Bastien, C., Berzina, N., Bjorvatn, B., Dikeos, D., Dolenc Groselj, L., Ellis, J.G., Garcia-Borreguero, D., Geoffroy, P.A., Gjerstad, M., Gonçalves, M., Hertenstein, E., Hoedlmoser, K., Hion, T., Holzinger, B., Janku, K., Jansson-Fröjmark, M., Järnefelt, H., Jernelöv, S., Jørgen Jennum P., Khachatryan, S., Krone, L., Kyle, S.D., Lancee, J., Leger D., Lupusor, A., Ruivo Marques, D., Nissen, C., Palagini, L., Paunio, T., Perogamvros, L., Pevernagie, D., Schabus, M., Shochat, T., Szentkiralyi, A., Van Someren, E., van Straten, A., Wichniak, A., Verbraecken, J., Spiegelhalder, K. The European Insomnia Guideline: An update on the diagnosis and treatment of insomnia 2023. Journal of Sleep Research, Vol.32, No.6, e14035, 2023.)
5) Edinger, J.D., Arnedt, J.T., Bertisch, S.M., Carney, C.E., Harrington, J.J., Lichstein, K.L., Sateia, M.J., Troxel, W.M., Zhou, E.S., Kazmi, U., Heald, J.L., Martin, J.L. Behavioral and psychological treatments for chronic insomnia disorder in adults: an American Academy of Sleep Medicine systematic review, meta-analysis, and GRADE assessment, Journal of Clinical Sleep Medicine, Vol.17, No.2, 263-298, 2021.
6) Furukawa, Y., Sakata, M., Yamamoto, R., Nakajima, S., Kikuchi, S., Inoue, M., Ito, M., Noma, H., Takashina, H.N., Funada, S., Ostinelli, E.G., Furukawa, T.A., Efthimiou, O., Perlis, M., Components and delivery formats of cognitive behavioral therapy for chronic insomnia in adults: A systematic review and component network meta-analysis. JAMA Psychiatry, Vol.81, No.4, 357-365, 2024.
7) Kyle, S.D., Morgan, K., Spiegelhalder, K., Espie, C.A., No pain, no gain: an exploratory within-subjects mixed-methods evaluation of the patient experience of sleep restriction therapy (SRT) for insomnia, Sleep Medicine, Vol.12, No.8, 735-747, 2011.
8) Miller, C.B., Kyle, S.D., Marshall, N.S., Espie, C.A., Ecological momentary assessment of daytime symptoms during sleep restriction therapy for insomnia, Journal of Sleep Research, Vol.22, No.3, 266-272, 2013.
9) Boland, E.M., Goldschmied, J.R., Gehrman, P.R., Does insomnia treatment prevent depression? Sleep, Vol.46, No.6, zsad104, 2023.

第3章第5節

過眠（日中，眠くてしょうがない）とその医学的治療

田中 春仁

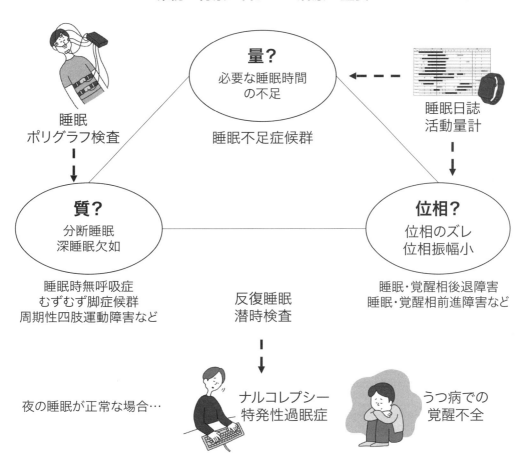

日中のパフォーマンスには夜間睡眠の「質」「量」「位相」の確認と背景に合わせた治療が重要

- 過眠の背景に"睡眠負債"がある場合には十分な睡眠時間の確保が必要
- 過眠の評価は，睡眠時無呼吸症が潜んでいることもあり終夜睡眠ポリグラフ検査が重要
- 夜間睡眠に問題がない場合「ナルコレプシー」「特発性過眠症」などの可能性があり，薬物治療が中心

なぜ，眠くてしょうがなくなる？

　我が国での調査によれば，日中の過剰な眠気の有病率は10〜15%[1]であり，睡眠時間が6時間未満の者は23〜32%[2]であることが報告されています。不眠（眠れない）に対して過眠（眠い）を区別する必要があります。「カミン」と聞くと，「仮眠」が頭に浮かぶ方が多いはずです。でも「仮眠」ではなく「**過眠**」という言葉を知ってください。過眠の軽度な状態では主観的な眠気を感じますが過眠が進行すると眠気を感じることが少なくなり，パフォーマンス低下（運転事故，作業量低下，学力低下）や倦怠感となって表現されたり，はたまた**反復睡眠潜時検査**（multiple sleep latency test：**MSLT**）などの専門的な検査でしか判定できなくなります（図1[3]）。

　日中のパフォーマンス維持のためには，睡眠の3つの次元である**量，質，位相（リズム）**が継続的に安定していることが必要です。本来，過眠は睡眠の質・量・位相に問題がないにも関わらず，睡眠欲求が非常に強く過剰睡眠状態であることを指し，疾患（過眠症）として捉えられるものです。なお，睡眠の質の問題により過眠症状を呈するものとして有名なものに**閉塞性睡眠時無呼吸**があります。睡眠の位相の問題により日中に過剰な眠気を呈するものとして，体内時計のつくる概日リズムが後退することで遅寝遅起きになり社会生活スケジュールと合わなくなる睡眠・覚醒相後退障害（delayed sleep-wake phase disorder：DSWPD）があります。睡眠の量が不足して日中の過剰な眠気を呈するものとして「睡眠不足症候群」がありますが，これは疾患としての過眠，つまり過眠症の範疇に含まれて考えられます。

　睡眠の量，質，位相に問題がないにも関わらず，昼間，普通眠らない状況（入学試験，運転中，

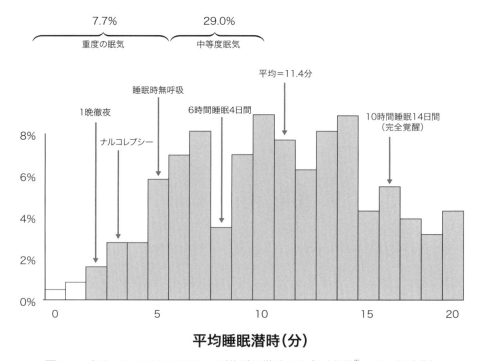

図1　一般人口におけるMSLTの平均睡眠潜時の分布（文献[3]より一部改変）

表1 日中の眠気

		生活習慣	疾患
夜の睡眠（眠り）	量が足らない	慢性的な睡眠不足（睡眠負債）	
	質が悪い	睡眠衛生の問題 ●酒，カフェイン ●スクリーンメディア ●寝室睡眠環境	閉塞性睡眠時無呼吸 周期性四肢運動障害
	相の乱れ	不規則睡眠 　交代勤務 　週末の遅起き（社会的時差ボケ）	概日リズム睡眠・覚醒障害
日中の覚醒（目覚め）	脳の問題	薬の副作用（持ち越し効果）	中枢性過眠症（狭義） ●ナルコレプシー ●特発性過眠症 ●反復性過眠症 発達障害
心因性			うつ病＝疲労感

デート中，遊園地など），に強い眠気が襲ってきて，場合により眠ってしまう（**睡眠発作**）といった状態は，過眠症として捉えられ，背景に覚醒を司る脳の問題が考えられています。なお，つまらない授業や退屈な会議といった刺激が少なかったり，刺激が単調な環境下で覚醒が高まらず眠くなるのは普通のことです。過眠症の状態では，眠気やパフォーマンスの低下に伴い，社会生活，学校生活に著しい影響がでてきます。周りの理解がない場合，「怠けている」，「たるんでいる」，と本人に対する評価が下がったり，本人自身も過眠症に対する知識不足から自己嫌悪に陥ることもあります。

　本節では，過眠を呈する代表的な睡眠障害として，「睡眠不足症候群」，「睡眠時無呼吸」，過眠症として「**ナルコレプシー**」，「**特発性過眠症**」，「**反復性過眠症**」をとりあげて解説をします。これらの他にも使用中の薬（向精神薬や精神神経用剤が多い）の副作用で眠気が起きることもあります。また，うつ病においても眠気が認められますが，過眠症とはいえず（MSLTでの睡眠潜時の短縮は認められない），疲労やエネルギー枯渇による**覚醒不全**であるとされています。以上をまとめると，**表1**のようになります。

睡眠不足症候群

概　説

　睡眠不足症候群とは，慢性的な睡眠不足により日中の過剰な眠気などが起こる睡眠障害です。個人にとって必要な睡眠時間は，年齢や性別，日中の活動度，季節などで変動します。軽度の睡眠不足状態では眠気を感じますが，慣れてくると早々に眠気の自覚は薄れていきます。**睡眠負債**と呼ばれる睡眠不足が慢性化した状態になったり，過度に短い睡眠時間が続くと，いらいら感，集中力の低下，活力の減退，注意散漫，意欲の低下，無反応，不快，疲労感，落ち着きのなさ，

協調性の欠如，倦怠感などが出現します。睡眠不足や眠気ではなく，このような二次的な症状は本人の関心事や訴えとなりやすいため，根本的な原因を明らかにすることを難しくさせる要因になってきます。また，本人の周囲や友人には同程度の睡眠時間でも眠気を訴えない者もいるために本人自身は睡眠不足と認識しないことも多くあります。さらに睡眠不足症候群の状態では数日の**補償睡眠**では改善しないため，ナルコレプシーなどと自己診断して睡眠外来を受診することもあります。睡眠不足症候群を放置しておくと，うつ病や他の心理的障害，そして引きこもりにつながることも報告[4]されており，二次的な症状の背景に睡眠不足症候群を疑うことが重要です。

　特に受験期の中学3年から高校生が睡眠不足症候群で受診することが多いです。思春期では，学童期と比べて睡眠-覚醒リズム（睡眠開始や起床時間）が2時間程度後退します[5]。このような変化にもかかわらず，必要とする睡眠時間は劇的には短縮せず，推奨される睡眠時間は1晩当たり約8〜9時間のままです。思春期の就床時刻の後退は睡眠時間の短縮や睡眠-覚醒リズムの乱れをもたらします。この時期は後述するナルコレプシーの好発年齢でもあり，十分な鑑別を要します。また，就職に伴う社会生活スケジュールの変化から睡眠時間を確保できない年齢である20代前半や仕事量の増大が伴う30歳前後の男性においても睡眠不足症候群の発症が目立ちます。極端に長い睡眠時間（9〜10時間以上）を必要とする長時間睡眠者の場合には，一般的な社会生活スケジュールに合わせて活動しようとすると，相対的な睡眠不足に陥りやすく，過眠症状を呈しやすいことが知られています。年齢に応じた必要な睡眠時間が確保できているにも関わらず過眠症状を呈する場合には，幼少期から長時間睡眠傾向が認められていたかを確認することが参考になります。

　過眠症状の訴えがあった場合には，普段の生活の中での就床時刻と起床時刻，通勤・通学時間といったスケジュールと睡眠時間をどの程度とれているかをまず評価することが最も重要です。その上で眠気が週の前半より後半に強くなっていないか，休日の睡眠時間が極端に長くなっていないか，**平日に比べて休日の睡眠時間が長く（目安として2時間以上）**なっていないかが睡眠不足症候群かどうかを検討する上で重要なポイントです。この時に思春期でよく認められる**DSWPD**と鑑別が必要になってきます。長期休暇などに十分な睡眠時間を確保した際に日中の過剰な眠気や先述の二次的な症状が出現しない場合は睡眠不足症候群である疑いが強くなります。

医学的治療

　①「疲れたら眠ればよい」という受身的態度でなく積極的な態度で睡眠の意義を理解すること，②休日の睡眠時間確保だけでは睡眠不足は予防できないこと（"**寝だめ**"はできないこと），また③蓄積した睡眠負債は，数時間から数日の睡眠時間確保だけでは改善せず2週間〜4週間かかること，の3点の理解が必要です。60歳未満の成人であれば，平日と休日をあわせて週に50時間の睡眠時間を確保することが目標となります。また個人の日中の活動度が変化し睡眠欲求が変化すれば，容易に睡眠不足になり得ることを理解することも重要です。生活の中で必要な睡眠時間の確保が困難である場合には，学習方法や勤務の調整，通勤や通学方法の変更など実行可能な範囲で社会スケジュールの変更をサポートすることが大事です。社会スケジュールを変更することが困難な場合には，日中の覚醒を維持しつつ夜間の睡眠を妨げない短時間仮眠（成人であればお昼の早い時間の15分程度）を利用することも有用な対処法です。

睡眠時無呼吸症

概説

歴史的には**睡眠時無呼吸症候群**（sleep apnea syndrome: SAS），**睡眠（時）呼吸障害**とも言われます。呼吸障害の原因が気道閉塞でないものを中枢性睡眠時無呼吸（central sleep apnea：CSA）といい，心不全などの結果として併発し，病院臨床で遭遇します。一方，気道閉塞からおきるものを閉塞性睡眠時無呼吸（obstructive sleep apnea：OSA）といいます。日常で遭遇するのはほとんどOSAです。OSAは有病率が高いとされ，日本人の約15-40％がOSAであるという報告[6]は衝撃的です。OSAの全体像を図2に示します。OSAの典型的な症状・臨床上の特徴は以下の通りです。

- **習慣的イビキ，呼吸途絶**が観察される。
- 睡眠時にあえぎ，または窒息感で中途覚醒がある。
- **日中の眠気**，起床時の回復感の欠如，倦怠感，または**不眠**があるのが典型的である。ただし，OSAの約40％は日常生活に困りごとがなく，治療後に治療前の眠気の存在を自覚することがある[7]。
- 高血圧，気分障害，認知機能低下，虚血性心疾患，うっ血性心不全，心房細動，Ⅱ型糖尿病などがある。未治療OSAは，健康被害や死亡のリスクが高い。
- 不眠や倦怠感，抑うつ気分などで精神科を受診する。うつ病，統合失調症，認知症などに合

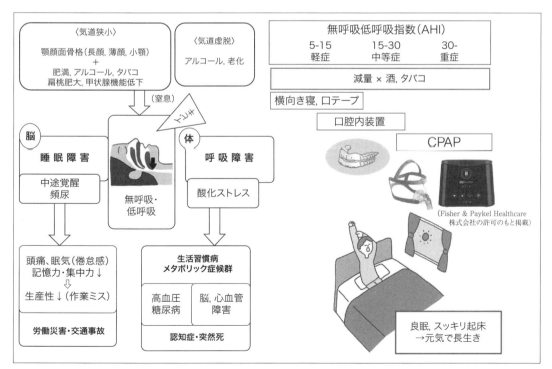

図2　閉塞性睡眠時無呼吸の全体像

併も多く，さらに睡眠導入薬などがOSAの病像を修飾する。**不定愁訴**を訴えたときは，必ずイビキの有無を問診すべきである。
- 日本人の本症の約3割はBMI25以下，つまり，**やせの睡眠時無呼吸症候群**がある。このことは，忘れてはならない。

上記の症状・臨床上の特徴があり，医療機関で**睡眠ポリグラフ検査（polysomnography：PSG）**や在宅睡眠時無呼吸検査にて無呼吸低呼吸指数（apnea-hypopnea index：AHI）が5以上，または上記症状がなくても15回以上ある場合は診断されます。

医学的治療

耳鼻科的手術，口腔内装置，持続陽圧呼吸療法（continuous positive airway pressure：CPAP）があります（図2）。近年，CPAP使用困難時には舌下神経電気刺激療法が行われ始めています。それぞれの治療の適応には医学的有用性の根拠と日本の公的医療保険の適応基準があります。

ナルコレプシー

概　説

ナルコレプシーとは，日中の強い眠気・**睡眠発作**（会話中，食事中，運転中など，普通では考えられない状況で突然激しい眠気が起こり，眠りこんでしまうこと）を主とする過眠症です。その眠気は健康な人が3日間起き続けた後に感じるほどの睡魔と同じくらい強いものだと言われています。20分ほどの仮眠をとるとスッキリして，目覚めていますが，また暫くすると眠り込んでしまうことを繰り返します。しかしながら，このような典型的な症例に出くわすことはまれであり，後述する診断法に基づき眠気の背景を検査することが重要です。

ナルコレプシーのもう一つの特徴的な症状として**情動脱力発作（カタプレキシー）**が挙げられます。これは，笑ったり，驚いたり，怒ったりといった感情の動きがあった時に，突然筋肉が緩んでしまう発作が起こるものです。ひざの力がぬけて立っていられなくなったり，手から物を落としたり，顔がゆがんだり，呂律が回らなくなることがあります。症状は3分ほどで治まり，意識を失うことはありません。**一過性脳虚血発作**やてんかんと誤診されることもあります。この情動脱力発作はナルコレプシーに特徴的ですが，情動脱力発作を伴わないタイプ（ナルコレプシータイプ2）もあります。

ナルコレプシーのその他の症状として寝入りばなに，人の気配や声を感じる，また体が空中に浮くなど感覚的に鮮明な幻覚や錯覚を感じる入眠時幻覚，寝入りばなや目覚めに起きる金縛り状態（**睡眠麻痺**），会話したりする，眠ったという自覚はなく，無意識に行動をする（**自動症**）などの症状があります。

ナルコレプシーは，脳神経伝達物質**オレキシン**細胞の後天的な破壊（おそらく自己免疫機序による）に伴う神経伝達障害によって覚醒が維持できないことが原因とされています。**10代で発**

症することが多く，男女差はありません。学校教育現場ではナルコレプシーなど過眠症に起因する授業中などの居眠りが「気合が足らない」，「怠けている」，「やる気がない」，「睡眠不足」と評価されている場合があります。

　日本人のナルコレプシーの有病率0.16-0.18％と世界で最も高いとされていますが，筆者の印象ではそれほど多くなく，欧米や韓国並（0.015-0.02％）ではないかと思っています。前述したようにナルコレプシーの好発年齢は14～15歳であり，高校受験期であるため，**睡眠不足症候群との鑑別**が重要です。過眠症状への対応法，職業選択への影響を考えると，早期診断・治療開始が重要です。

診断法

① 普段から不適切な睡眠状況はないか，睡眠不足症候群や概日リズム睡眠・覚醒障害が存在しないかを確認します。
② イビキがあるか無いかを確認します。
③ 身体疾患（例えば，甲状腺機能低下症）や精神疾患があるかを確認します。
④ 眠気をおこす薬剤を使用していないかを確認します。
⑤ PSGにて夜間の睡眠状況を全体的に調べます。PSGによりOSAや周期性四肢運動障害などの他の睡眠障害の診断ができます。また，PSGに引き続き，センサをつけたままMSLTを行います。MSLTでは，2時間ごとに，横になり入眠の様子を記録することを5回繰り返します。それにより，日中の眠気が強いこと（入眠までの時間が短いこと），入眠時にレム睡眠が出やすいことがあるか客観的に調べます。

　その他，血液を採取してナルコレプシーと関連が深いとされるヒト白血球型抗原（human leukocyte antigen：HLA）の型を調べる方法がありますが，参考程度になります。また何らかの理由で脳波検査が診断に使用できない時には，腰から脳脊髄液を採取して，**オレキシン濃度**を測定します。ナルコレプシーの場合には，110 pg/dl以下であることが診断上，有用な情報となります。ただし，本稿執筆時点においてHLA検査，オレキシン濃度測定は健康保険の適応ではありません。

医学的治療

　十分な睡眠時間の確保と睡眠・覚醒のパターンを維持することに努めることが重要です。睡眠不足にならぬように，また日中の計画的仮眠も重要です。その上で薬物治療が必要になってきます。最近では安全性が比較的高い**モダフィニル**が覚醒維持薬としてまず使用されます。効果が不十分ならば**メチルフェニデート**が投与されます。情動脱力発作には**クロミプラミン**が有用なことがわかっています。なお，さらなる情報については，日本睡眠学会ホームページ『ナルコレプシーの診断・治療ガイドライン項目』[8]，特定非営利活動法人日本ナルコレプシー協会（略称：NPO法人なるこ会）のホームページ[9]を参照してください。

特発性過眠症

概　説

特発性過眠症とは，他の睡眠障害には該当しないものの日中に著しい眠気が現れるものです。日中の眠気はナルコレプシーほど強くはありませんが，居眠り時間は1時間から数時間になることが多いという特徴があります。目覚めも不良で，めまい，ふらつきなどの「**睡眠酩酊（sleep drunkenness）**」という寝ぼけのひどい状態となります。病因の解明は進展しておらず，病態生理が異なる複数の過眠症の集合体と考えられています。MSLTではナルコレプシーのように入眠時のレム睡眠が複数回でることはありません。以前は10時間以上の睡眠時間がある「長時間睡眠を伴うもの」と「長時間睡眠を伴わないもの」に分類されていました。

医学的治療

覚醒維持薬として**モダフィニル**や**ペモリン**を使用することが多いです。ペモリンは欧米の報告では肝障害をおこす薬剤とされていますので，肝機能を確認するために定期的に血液検査を行うなど注意が必要です。

反復性過眠症

概　説

反復性過眠症とは，思春期頃の発熱，感冒などがきっかけになり，2～3日寝込む状態が，年に数回～10回ほど繰り返し起きる過眠症です。脳波検査では，全般的な脳波活動の低下がみられるなどナルコレプシーとは違う病気です。食欲亢進，性欲亢進，攻撃性亢進，奇行など異常行動を伴うものは**クライネ―レビン症候群**といわれています。

医学的治療

反復性過眠症は発症数も少ないため，原因も解明されておらず，明確な効果のある薬物は開発されていません。エピソード予防に炭酸リチウムが使用されることがあります。

関連トピック　第1章第5節，第3章第6節

引用文献

1) Liu, X., Uchiyama, M., Kim, K., Okawa, M., Shibui, K., Kudo, Y., Doi, Y., Minowa, M., Ogihara, R., Sleep loss and daytime sleepiness in the general adult population of Japan, Psychiatry Research, Vol.93, No.1, 1-11, 2000.
2) Ohida, T., Kamal, A. M., Uchiyama, M., Kim, K., Takemura, S., Sone, T., Ishii, T., The influence of lifestyle and

health status factors on sleep loss among the Japanese general population, Sleep, Vol.24, No.3, 333-338, 2001.
3) Roehrs, T., Carskadon, M.A., Dement, W.C., Roth, T., Chapter 4: Daytime sleepiness and alertness, Kryger, M.H, Roth, T., Dement, W.C. (eds.), Principles and Practice of Sleep Medicine (5th ed.), Elsevier Sanders, 42-53, 2011.
4) 土井 由利子, 睡眠障害の疫学, 治療, 89巻, 臨時増刊号, 6-10, 2007.
5) Crowley, S.J., Acebo, C., Carskadon, M.A., Sleep, circadian rhythms, and delayed phase in adolescence, Sleep Medicine, Vol.8, No.6, 602-612, 2007.
6) Benjafield, A.V., Ayas, N.T., Eastwood, P.R., Heinzer, R., Ip, M.S.M., Morrell, M.J., Nunez, C.M., Patel, S.R., Penzel, T., Pépin, J.L., Peppard, P.E., Sinha, S., Tufik, S., Valentine, K., Malhotra, A., Estimation of the global prevalence and burden of obstructive sleep apnoea: a literature-based analysis, The Lancet. Respiratory Medicine, Vol.7, No.8, 687-698, 2019.
7) Chin, K., Fukuhara, S., Takahashi, K., Sumi, K., Nakamura, T., Matsumoto, H., Niimi, A., Hattori, N., Mishima, M., Nakamura, T., Response shift in perception of sleepiness in obstructive sleep apnea-hypopnea syndrome before and after treatment with nasal CPAP, Sleep, Vol.27, No.3, 490-493, 2004.
8) 日本睡眠学会, ナルコレプシーの診断・治療ガイドライン項目, http://www.jssr.jp/data/pdf/narcolepsy.pdf（2023年11月1日）.
9) なるこ会NPO法人日本ナルコレプシー協会, https://narukokai.or.jp/ （2023年11月1日）.

第3章第6節

過眠に対する理解と支援

羽澄 恵

過眠に伴う生活上・社会適応上の問題を支援する視点が重要

過眠に関連した様々な症状

抱え込みがちになる生活上の困りごと

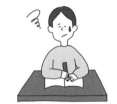
学習の遅れ

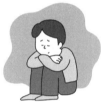
抑うつ・不安
QOLの低下

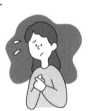
偏見や
セルフスティグマ

心理社会的支援

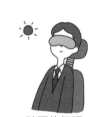
計画的仮眠

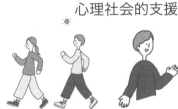
身体活動

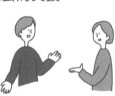
周囲への働きかけ

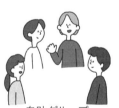
自助グループ

- ナルコレプシーや特発性過眠症では診断に時間を要し，心理社会的課題や葛藤を長く抱えていることも多い
- 治療や薬物療法が中心だが，セルフマネジメントを支え困りごとへを支援する視点が重要
- 周囲の方が眠気の特徴を理解したり，眠気・症状に対する偏見を振り返る支援が重要

ナルコレプシーや特発性過眠症をとりまく心理社会的問題

　日中の眠気を呈する睡眠障害のなかでもナルコレプシーや特発性過眠症は，夜間の睡眠を十分確保しているにもかかわらず，日中に過剰な眠気を呈してしまう病気です。眠気以外にも様々な症状があり，診断や治療に至るまでも，治療を開始してからも，心理社会的問題や葛藤を抱えながら生活せざるを得ない状況にあります。

　ナルコレプシーや**特発性過眠症**は，10代〜20代前半に発症することが多い一方，診断がつくまでに長い時間を要することがしばしばあります。児童思春期に眠気に伴う失敗体験の蓄積や学習の遅れを体験しやすい特徴があります。さらに，本人も周囲も病気と認識していないために，眠気が強いのは怠けているせい，あるいは自己管理ができていないためと誤解する場合があります。少なくともナルコレプシー患者においては，自身の病気に対する偏見が他の慢性疾患と同等以上に強いとの報告があります[1]。

　また，心理社会的な苦悩も抱えやすいです。ナルコレプシーや特発性過眠症では，生活の質（quality of life：QOL）や社会適応，メンタルヘルスが健常者や他の疾患に比べて低いうえ[2,3]，発症後に二次的にうつ病や不安症などの精神疾患を発症しやすいこと，治療開始後もQOLやメンタルヘルスには顕著な改善がみられにくいことが知られています[4]。

　こうした苦悩を抱えやすいにもかかわらず，ナルコレプシー患者は，内向的で自分の気持ちを周囲に吐露することが苦手な傾向があり，なやみ苦しんでいても周囲が気づきにくい可能性があります。そのため，支援者をはじめとした周囲も気を配ることが大切といえるでしょう。

ナルコレプシーや特発性過眠症に関するマネジメントと心理社会的支援

　あくまで治療は薬物療法が主になりますが，補完的にセルフマネジメントや心理社会的支援も重要とされています[5,6]。さらなるエビデンスの蓄積は必要ですが，たとえば下記のような方策が推奨されます。

睡眠の確保

　睡眠を十分確保することが非常に重要です。夜間睡眠が不足しがちになると，日中の眠気がさらに強くなるリスクがあります。睡眠日誌等を用いて必要な睡眠時間を見極め，夜に十分な睡眠時間を確保できるような生活習慣の構築が必要です。疾患の特性上，ナルコレプシーでは中途覚醒が生じやすいこと，特発性過眠症では**睡眠-覚醒リズム**が乱れやすいことにも留意すると良いでしょう。

　日中の計画的な仮眠も重要です。日中の眠気を我慢しすぎることで眠気による失敗や事故が生じたり，仮眠をとろうと思ったときには眠気のあまり動けなくなってしまったりすることもあるため，あらかじめ仮眠をとるタイミングを決めておくことや，ある程度の眠気のうちに仮眠を

とる姿勢に入るよう工夫できるとよいでしょう。眠気が非常に強まってから仮眠をとろうとすると，仮眠をとる場所に移動ができない，意図せず居眠りする，半覚醒状態で活動してしまう（自動症）等が発生する懸念があるため，まだ動ける程度の眠気の段階で仮眠をとるほうが良いでしょう。特にナルコレプシーの場合は日中の眠気は非常に強い一方で，15分〜20分程度仮眠をとった後は覚醒感が強まり，その後しばらく頭がさえた状態で活動しやすくなります。**特発性過眠症**においては，仮眠後も眠気が継続する，一度眠ったら長時間目覚めにくいといった特徴もあるため，注意も必要です。たとえば，周囲に起こしてもらうよう依頼する，横にならないなど目覚めやすい体制で仮眠する，といった工夫は一案です。

覚醒レベルの維持

覚醒レベルの維持には，睡眠の確保がもっとも有用ですが，補助的な方法として運動や体温調節が挙げられます。身体活動については，ナルコレプシーにおいては日中の運動量が多いほうが覚醒を維持しやすいとの報告があります。

体温調節に関しては，抹消体温が低いことや深部体温が高いことが，日中の覚醒維持に役立つと指摘されています[7]。例えば，温かい飲み物を摂取して内臓を温める工夫や，小型の冷却機器で手足を冷やす工夫は有効な場合も考えられます。

症状に合った生活スタイルの構築

日中の眠気が強かったり必要な睡眠時間が長かったりすると必然的に活動できる時間が短くなる，周囲と同じタイミングで活動できなくなるといった限界が生じます。そのため，眠気をはじめとした症状に合わせた生活スタイルの構築が必要です。周囲と同じように活動できない状況は，強い葛藤がともないにわかには受け入れがたいことであるため，無理して活動しようとしてかえって上手く症状と付き合えなくなる懸念もあります。本人の価値観や自己実現，社会適応に配慮しながら，疾患に伴う限界の受容や新たな生活スタイルの構築ができるよう，伴走できるとよいでしょう。ときには，睡眠に問題がなければ当たり前のように行っている基本的な活動の省略や環境調整も視野に入れ，活動の取捨選択を行っていく必要もありえます。例えば，入浴せずシャワーで済ませる，家事を簡略にする，通勤時間を短くできる，座って通勤できる居住地の探索などがありえます。

環境や周囲へのはたらきかけ

日中の眠気を抱えながら生活をいとなむ上で，環境調整や周囲の理解やサポートの促進も重要になります。温かくない場所や暗い場所など眠気が促される場所は出来るだけ避ける，転落や事故といった危険が生じる場所での活動は避ける，休憩や仮眠をとりやすい環境を選ぶ，といったことが考えられます。

周囲に対しては，正しい理解を促進する必要があります。本人と相談のうえ周囲にはたらきかける場合は，眠気症状の特徴やそれに伴う生活上の制限だけでなく，眠気に対する偏見等についても共有できると良いでしょう。周囲に依頼するサポートとしては，たとえば眠った場合に起こす，眠っている最中の出来事を共有する（たとえば眠っている最中に行われた授業内容の共有な

その他の対処

ナルコレプシーにおいては，疾患に伴い太りやすく痩せにくいことも指摘されており，必要に応じてダイエットも取り入れていくことがあります。

自助グループ

必要に応じて，自助グループに参加することも一つの方法です。ナルコレプシーや特発性過眠症におけるエビデンスは不十分ですが，他の複数の慢性疾患や対象において心理社会的問題の軽減が報告されています。疾患特有の悩みごとの共感や，生活の工夫に関する情報などが得られる可能性があります。

心理的支援

近年，中枢性過眠症を対象とした心理支援に関する知見が蓄積されつつあります。表1[8]のプログラムでは，介入後は介入前に比べて抑うつ症状や社会機能，自己効力感，主観的眠気が改善したことが報告されています。

表1 中枢性過眠症に対する認知行動療法

モジュール	キーコンセプト・アクティビティ	推奨セッション
疾患教育	有病率や病因に関する教育，疾患についてさらに学ぶための資料の提供 症状に関する体験や診断がつくまでの経緯，他の人の受け止め方について議論	1
自己アイデンティティ/イメージ	自己アイデンティティと，過眠症状に伴う変化について議論	2
日中の活動の構造化	睡眠日誌を用いて，計画的な仮眠と日中を通した覚醒中の活動をスモールステップに分けて構造化。1日のエネルギーを削ったり補完する活動を同定	3
夜間の活動の構造化	睡眠日誌を用いて，良好な睡眠衛生の実践や就床・起床時間のルーチンを構築する	4
コーピングスキルと感情統制	問題解決焦点型と感情焦点型のストレスコーピングについて議論 過眠症症状の予測不能性や恒常性をふまえながらマネジメントする	5
ソーシャルサポート	家族や友人からのサポートや，自助グループを通してほかの患者とつながることの重要性を説明する	5
医療，法，職業に関する問題	仕事や学校での障害適応，学校や職場での過眠症診断の開示，通院のための環境調整などの準備について議論する	6
その他のトピック	①カタプレキシーの予測不能性のマネジメント，②治療動機付け，③家族関係への症状の影響，④感情サポートアニマルやサービスの使用，を議論	オプション

文献[8]をもとに改変

睡眠不足症候群について

睡眠不足症候群は，ナルコレプシーや特発性過眠症とは異なり，慢性的に睡眠時間を十分確保できていないために眠気が生じています。したがって，夜間睡眠時間を延長する対処が求められます。数日間延長しただけですぐに眠気が改善するものではないため，習慣化するよう促す必要があります。睡眠時間を延ばす上では，漠然と促すよりは具体的な就床時刻を決めてモニタリングをする方が効果的との報告があります[9]。

関連トピック　第3章第5節

引用文献

1) Kapella, M.C., Berger, B.E., Vern, B.A., Vispute, S., Prasad, B., Carley, D.W., Health-related stigma as a determinant of functioning in young adults with narcolepsy, PLoS One, Vol.10, No.4, e0122478, 2015.
2) Teixeira, V.G., Faccenda, J.F., Douglas, N.J., Functional status in patients with narcolepsy. Sleep Medicine, Vol.5, No.5, 477-483, 2004.
3) Bruck, D., The impact of narcolepsy on psychological health and role behaviours: negative effects and comparisons with other illness groups, Sleep Medicine, Vol.2, No.5, 437-446, 2001.
4) Ozaki, A., Inoue, Y., Hayashida, K., Nakajima, T., Honda, M., Usui, A., Komada, Y., Kobayashi, M., Takahashi, K., Quality of life in patients with narcolepsy with cataplexy, narcolepsy without cataplexy, and idiopathic hypersomnia without long sleep time: comparison between patients on psychostimulants, drug-naïve patients and the general Japanese population, Sleep Medicine, Vol.13, No.2, 200-206, 2012.
5) Franceschini, C., Pizza, F., Cavalli, F., Plazzi, G., A practical guide to the pharmacological and behavioral therapy of Narcolepsy, Neurotherapeutics, Vol.18, No.1, 6-19, 2021.
6) Morgenthaler, T.I., Kapur, V.K., Brown, T., Swick, T.J., Alessi, C., Aurora, R.N., Boehlecke, B., Chesson, A.L., Jr, Friedman, L., Maganti, R., Owens, J., Pancer, J., Zak, R., Standards of Practice Committee of the American Academy of Sleep Medicine, Practice parameters for the treatment of narcolepsy and other hypersomnias of central origin, Sleep, Vol.30, No.12, 1705-1711, 2007.
7) Fronczek, R., Raymann, R.J., Romeijn, N., Overeem, S., Fischer, M., van Dijk, J.G., Lammers, G.J., Van Someren, E.J., Manipulation of core body and skin temperature improves vigilance and maintenance of wakefulness in narcolepsy, Sleep, Vol.31, No.2, 233-240, 2008.
8) Ong, J.C., Dawson, S.C., Mundt, J.M., Moore, C., Developing a cognitive behavioral therapy for hypersomnia using telehealth: a feasibility study, Journal of Clinical Sleep Medicine, Vol.16, No.12, 2047-2062, 2020.
9) Baron, K.G., Duffecy, J., Reutrakul, S., Levenson, J.C., McFarland, M.M., Lee, S., Qeadan, F., Behavioral interventions to extend sleep duration: A systematic review and meta-analysis, Sleep Medicine Reviews, Vol.60, 101532, 2021.
10) Baumann-Vogel, H., Hoff, S., Valko, P.O., Poryazova, R., Werth, E., Baumann, C.R., Extending sleep to confirm insufficient sleep syndrome is challenging, Journal of Sleep Research, Vol.30, No.3, e13109, 2021.

第3章第7節

概日リズム睡眠問題（社会生活のスケジュールに合わせることが難しい）とは？

大井 瞳

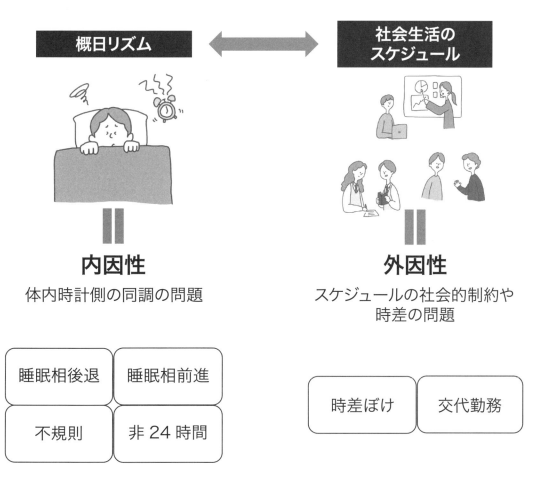

- 「睡眠相後退型」は若者に，「睡眠相前進型」は高齢者に多い
- 「不規則型」はひきこもりなど社会との関わりが少ない方，「非24時間型」は全盲者に多くみとめられる
- 個々の状況やニーズをふまえて，①社会リズムに合わせた光マネジメントや生活調整，②概日リズムに合った社会生活上のスケジュール調整が重要

概日リズムに関する睡眠の問題

　睡眠リズム，すなわち体の寝る‐起きるのリズムが社会生活のスケジュールに合っていないと日中の機能や生活そのものに支障が出ます。長期休み明けの学校や仕事がつらかったり，時差が大きい場所へ旅行すると体がだるかったりするのは，多くの人が経験したことがあるのではないでしょうか。寝る‐起きるのリズムは，体内時計の生み出す概日リズムの影響を強く受けています。概日リズムが乱れると睡眠の問題につながります。

　概日リズムに関連する睡眠の問題には，いくつかの種類があり，それぞれの特徴はあれども若年者から高齢者までさまざまな年齢で生じることがあります。また，うつ病，双極症，注意欠如多動症といった精神疾患と概日リズムの乱れとの関連が数多く示されています[1]。概日リズムに関連した睡眠の問題は，対人援助の場では見過ごされることが多く，特に，概日リズムが社会生活のスケジュールよりも後ろにずれて朝に起きられない場合などは，本人の怠けとみなされてしまうこともあります。概日リズムの問題によって，希望する時間帯に寝る，起きる，ができない場合，二次的に抑うつにつながる可能性もあります。本節では，この概日リズムと社会生活のリズムの不一致によって支障をきたす問題について取り上げます。概日リズムの問題には，体内時計が作る生体リズムと社会生活のリズムを同調させるシステムにおける変調など内因性によるものと時差や仕事の環境など外因性によるものがあります。

内因性の概日リズムの問題

（1）夜に寝つけず，朝に起きられない（睡眠相後退型）

　概日リズムの問題のなかでも頻繁にみられる問題がリズムの夜型化の問題です。これは，概日リズムが社会的に求められるリズムから後ろにずれてしまうことを指しています。身体の眠れる時間帯が後ろにずれているため，寝付こうとしても寝付けなくなり，不眠症と診断される場合もあります（図1a）。しかしながら，不眠症とは異なり，寝る‐起きるの時間帯は後退しているものの本人が望む時間の長さで眠ることができ，一般的な同年齢の人と同じくらい睡眠をとることができます。

　この問題は通常は思春期に多くみとめられ，主訴が睡眠そのものというより不登校や遅刻，成績不振，起床時の激しいイライラとして表現されることが多いです。そのため，心療内科や精神科を受診するケースも多くみられます。この問題を抱える場合，無理に朝に起こすことは，睡眠リズムの問題を抱えない人にとっての深夜や早朝に起こされている状態となり，倦怠感や吐き気などが生じます。

　思春期の発達に伴う概日リズム機構の変化だけでなく，生活環境によっても体内時計のリズムは影響を受けます。環境的な要因として，例えば，スマートフォンやゲームといった電子機器を使用することなど夜の時間帯の光への曝露が睡眠リズムの後退につながります。アセスメント方

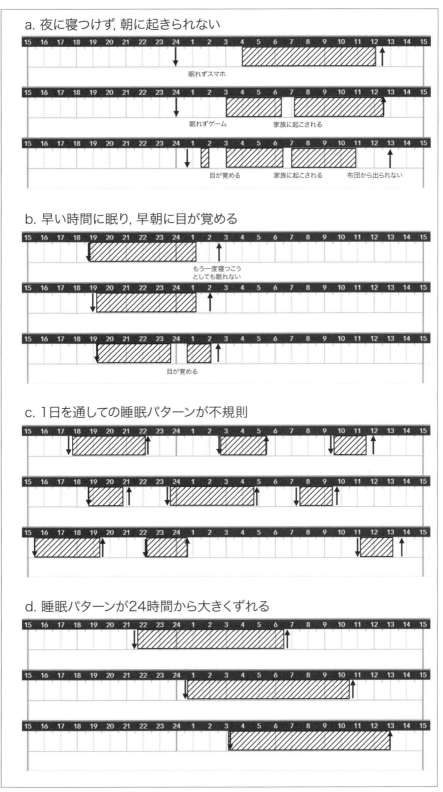

図1 内因性の概日リズムの問題（横軸は時間，斜線部分は眠っている時間，下向き矢印は布団に入った時間，上向き矢印は布団から出た時間を示す）

法として，睡眠や覚醒を体動から推定するアクチグラフが研究では用いられますが，対人援助の現場で使用することはかなり困難です。そこで，簡便に実施できる方法として，睡眠日誌があります。睡眠日誌は紙とペンさえあれば記録ができるため，臨床での実践に向いています。概日リズムの乱れが疑われる場合には，睡眠日誌をつけてもらうことによって，社会的に求められるスケジュールから睡眠リズム（睡眠時間）が後退していることを確認するのがよいでしょう。

（2）早い時間に眠り，早朝に目が覚める（睡眠相前進型）

夜型化する問題とは反対に，睡眠リズムが社会的に求められるスケジュールから前倒しになる場合もあります（図1b）。これは特に高齢者に多くみられ，夕方や夜の早い時間に眠りにつき，深夜や早朝に目が覚めます。しかしながら，睡眠リズムが後退する場合とは異なり，社会的なスケジュールと概日リズムが合わないことが支障となりにくいため，臨床上の問題として現れることは多くありません。

（3）1日を通しての睡眠パターンが不規則（不規則型）

多くの人は，24時間の睡眠リズムを保って生活のパターンを維持しています。しかしながら，この寝る‐起きるのリズムが不規則である場合，昼間に眠ったり，夜間に眠ったりと，毎日違う時刻に睡眠をとります（図1c）。これは，私たちは光やルーティンとなる活動によって概日リズムをリセットしているため，特に光や社会的活動に同調することが難しい環境でみられる睡眠の問題です。例えば，人と関わる活動がない，施設に入所している，ひきこもりといった要因がこの睡眠の問題と関連しています。また，アルツハイマー病，パーキンソン病などの神経変性疾患と併存しやすい睡眠の問題です[3]。睡眠衛生が不良である場合や不規則な睡眠スケジュールを意図的に継続している場合，この睡眠の問題には含まれません。

（4）睡眠パターンが24時間から大きくずれる（非24時間型）

私たちの体内時計は24時間より長いリズムを刻んでおり，光などによって概日リズムを24時間になるよう調整しています。しかしながら，この周期が24時間でない場合，例えば，27時間となっている場合，1日24時間を刻む社会生活のスケジュールと身体の時計が合わなくなってしまいます（図1d）。この睡眠の問題は，24時間より周期が短い場合よりも，長くなる方が典型的です。この睡眠の問題を持つ人のほとんどが視覚障害を持っており[3,4]，光を取り入れることが概日リズムのリセットに大きな影響をもつことと関連しています。

外因性の概日リズムの問題

概日リズムの問題は，社会の変化とも大きく関連しています。現在は，深夜でも働いたり，コンビニで買い物をしたり，離れている誰かとコミュニケーションを取ったりすることができます。なかでも，大きな社会的変化の一つに，働き方の多様化が挙げられます。特に，夜勤や交代勤務といった勤務形態は睡眠に大きな影響を与えます。さらに，近年ではテレワークやオンライン化

による睡眠の影響も見過ごすことができません。テレワークやオンライン授業などは，個人の概日リズムとスケジュールを合わせやすくなるというメリットを持つ一方で，家で過ごし，対人的な交流が減るために生活リズムが乱れやすくなるというデメリットもあります。

さらに，別の社会的変化として，SNSやソーシャルゲームの普及があります。特に，子どもや思春期，青年期では，夜に「オンラインで」対人的な交流をすることによって，夜更かしをするようになり，概日リズムが夜型になっていく可能性があります。

以下では，外因性の概日リズムの問題について紹介します。

（1）時差による睡眠の問題

タイムゾーンが異なる場所に行った時に生じるいわゆる時差ぼけはジェットラグと呼ばれます。時差のある環境に行く機会が多い航空乗務員やアスリートなどで多くみられます。不眠，日中の眠気といった睡眠の問題だけでなく，全身の倦怠感や胃腸症状が生じることもあります。時差による睡眠や疲労の問題が生じる場合には，移動する方向（西向き，東向き）や移動先との時差を考慮して睡眠をとる時間の調整を行うことが推奨されています[5]。

（2）交代勤務による睡眠の問題

夜間の当直や夜間を含む交代勤務に従事している人は，勤務スケジュールから睡眠の問題が生じやすくなります。この場合，勤務スケジュールによって，不眠または過度の眠気，睡眠時間の減少が訴えとして生じます（図2）。夜間の勤務中に覚醒度が低下するため，安全面のリスクにもつながります。また，うつや健康被害のリスクが高くなります。

概日リズムの問題への対処の基本的な考え方

概日リズムへの問題の対処として，方向性としては二つ考えられます。一つが，社会生活のス

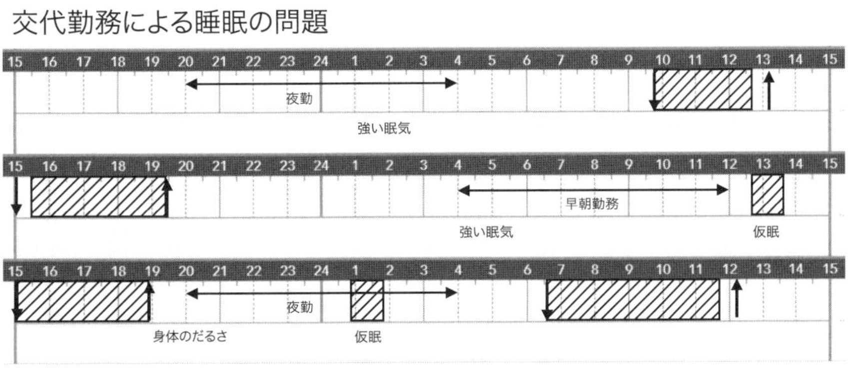

図2　外因性の概日リズムの問題（横軸は時間，斜線部分は眠っている時間，下向き矢印は布団に入った時間，上向き矢印は布団から出た時間を示す）

ケジュールに合わせるための睡眠そのものや睡眠環境への介入です。薬物療法などによって望まれる睡眠パターンに概日リズムを合わせる，日中の眠気やだるさを軽減するために仮眠をとるといった工夫を行うことができます。また，望ましいリズムで眠るためにゲームやSNSの使用を控えるといった睡眠に関連する行動へのアプローチも重要です。二つ目が，睡眠に影響する外因の調整です。概日リズムそのものを必ずしも環境に合わせるのではなく，概日リズムに合った生活を送るという考え方もあります。例えば，海外では，若年層において睡眠リズムが後ろにずれやすいため，学校の始業時間を遅くする取り組みなどが行われています[6]。現実的にできることとして，子どもの場合は夜の塾や習い事を控える，学生で朝起きることが難しい場合には夜間の学校に通う，成人の場合は交代勤務の仕事から日勤の仕事に転職する，といった環境調整も本人の生活の質の向上につながると考えられます。

関連トピック　第1章第4節，第3章第8節

引用文献

1) Walker, W.H., 2nd, Walton, J.C., DeVries, A.C., Nelson, R.J., Circadian rhythm disruption and mental health, Translational Psychiatry, Vol.10, No.1, 28, 2020.
2) Sun, S.Y., Chen, G.H., Treatment of circadian rhythm sleep-wake disorders, Current Neuropharmacology, Vol.20, No.6, 1022-1034, 2022.
3) American Academy of Sleep Medicine, 日本睡眠学会診断分類委員会（訳），睡眠障害国際分類第3版，ライフ・サイエンス，2018.
4) Tamura, N., Sasai-Sakuma, T., Morita, Y., Okawa, M., Inoue, S., Inoue, Y., Prevalence and associated factors of circadian rhythm sleep-wake disorders and insomnia among visually impaired Japanese individuals, BMC Public Health, Vol.21, No.1, 31, 2021.
5) Janse van Rensburg, D.C., Jansen van Rensburg, A., Fowler, P.M., Bender, A.M., Stevens, D., Sullivan, K.O., Fullagar, H.H.K., Alonso, J.M., Biggins, M., Claassen-Smithers, A., Collins, R., Dohi, M., Driller, M.W., Dunican, I.C., Gupta, L., Halson, S.L., Lastella, M., Miles, K.H., Nedelec, M., Page, T., Roach, G., Sargent, C., Singh, M., Vincent, G.E., Vitale, J.A., Botha, T. Managing travel fatigue and jet lag in athletes: A review and consensus statement, Sports Medicine, Vol.51, No.10, 2029-2050, 2021.
6) Carvalho-Mendes, R.P., Dunster, G.P., de la Iglesia, H.O., Menna-Barreto, L., Afternoon school start times are associated with a lack of both social jetlag and sleep deprivation in adolescents, Journal of Biological Rhythms, Vol.35, No.4, 377-390, 2020.

第3章第8節
概日リズム睡眠問題に対する治療や支援

田村 典久

睡眠-覚醒リズムを把握し,リズムの現状にあった支援が重要

POINT 01
睡眠日誌とアクチグラフによるアセスメント

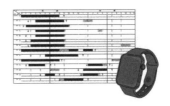

POINT 02
最低深部体温時刻から計画された時刻に高照度光曝露

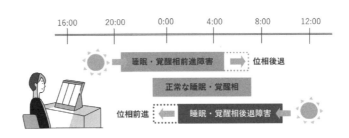

POINT 03
睡眠・覚醒相のシフトを目的とした睡眠スケジュール法

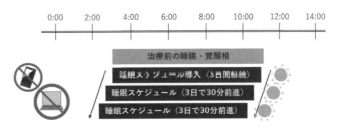

- 睡眠の記録から自然な起床時刻の平均を算出し,最低深部体温時刻を推定する
- 睡眠相を前進させたい時には…

    高照度光を最低深部体温時刻の4-4.5時間後に浴びて,夜の青色波長光をカット

    入眠可能時刻・覚醒可能時刻で寝起きし,3日で30分ずつ入眠・覚醒時刻を早める

    朝の行動を細分化して実践することで起床行動を確立

概日リズム睡眠問題を正確に把握するために

　概日リズム睡眠問題とは，学校や仕事，社会活動によって要請される睡眠・覚醒時間帯と中枢時計の刻むリズムとの間に大きなズレが生じることで起きる睡眠問題です。夜間に眠り，昼間に目覚めるという通常の睡眠・覚醒リズムを保つことができないために不眠と日中の過度の眠気が生じる病態として考えられています。睡眠医療の現場では決してまれな疾患ではないのですが，不眠症などの他の睡眠障害と誤診されることも多く，効果の乏しい不適切な治療や支援を受けていることも少なくなりません。米国では，慢性的な不眠症状を訴える要支援者の5-10％が概日リズム睡眠問題であると報告されています[1]。

　概日リズム睡眠問題に対する治療や支援では，睡眠・覚醒パターンを正確に把握することが大切です。睡眠日誌とアクチグラフ（腕時計型の加速度センサにより睡眠と覚醒を判定する機械）によるモニタリングは，概日リズム睡眠問題の診断・査定における基本的なツールであり，症状の理解に欠かせません。測定期間は，平日と休日のパターンを捉えるため最低7日間，可能であれば14日間とされています。ここで重要な点は，平日と休日の睡眠・覚醒パターンの違いを捉えることです。仕事のない休日の睡眠は，概日リズムの位相を反映すると考えられているため，週末は眠くなったタイミングで入床し，自然に目が覚めるまで眠ってもらうと良いでしょう。睡眠日誌には，消灯時刻，入眠時刻，入眠潜時，覚醒回数，中途覚醒時間，起床時刻を含めることで総睡眠時間を推定することができます。また，食事やカフェイン，アルコールの摂取時間帯なども記録できると有用な情報源となります。

概日リズム睡眠問題に対する高照度光療法

　概日リズム睡眠問題の治療的支援では，睡眠・覚醒パターンを，社会生活を送るうえで望ましい時間帯までシフト・固定させることが大切です。睡眠薬の投与を中心とした通常の不眠治療は，ほとんどの場合無効であるため，前進・後退した概日リズムを社会的に望ましい時刻に同調させる時間生物学的治療が中心となります。

　高照度光療法は代表的な時間生物学的治療であり，概日リズムの位相前進・位相後退に有効な支援として知られています。一般的に，概日リズムは2,000-2,500 lux以上の光によって変化するため，既報では2,000-10,000 luxの高照度光を1〜3時間ほど照射するという方法が推奨されています[2]。晴れた日や曇りの日であれば5,000 lux以上の照度があるため，屋外に外出することで効率よく高照度光に曝露することができます。しかし，「めんどくさい」などの理由から外出行動が起こりにくい者も少なくありません。このようなときは，照度計を用いて，要支援者とともに屋内と屋外の光の照度を確認することが役立ちます。要支援者自身に照度の違いを体験してもらうことで，屋外の照度が屋内よりも高いことへの気づきを促し，外出行動へとつなげていくことが大切です。

　高照度光に曝露するタイミングによっても，光が概日リズム（の前進や後退）へ及ぼす影響が

異なります。**睡眠・覚醒相後退障害**の治療では、概日リズムの位相を前進させるために**最低深部体温時刻**（core body temperature minimum: CBTmin）を迎えた後の時間帯に高照度光に曝露する必要があります。CBTminは睡眠日誌の記録から推定します。CBTminは習慣的な起床時刻の約2.3時間前[3]と推定されているため、その情報を基に高照度光に曝露するタイミングを決定します。たとえば、ふだん朝11時に起床する人の場合、その2.3時間前（約2時間18分）は朝8時42分頃となるため、その時刻をCBTminと推定します。このようにCBTminを設定する理由は、不適切な時刻での高照度光への曝露が睡眠・覚醒パターンを後退させる可能性があるためです。朝11時に起床する人に、仕事に出勤できるようにと起床時刻を早め、朝7時に家を出る計画を立てた場合、CBTmin（朝8時42分）よりも早い時刻に高照度光に曝露されてしまうため睡眠・覚醒パターンが後退する可能性を高めてしまうのです。

　平日と休日で起床時刻を2時間以上ズラさないようにすることも大切です。体内時計には、高照度光によって概日リズムの位相が前進する時間帯があり、その時間帯を過ぎると同調できず、体内時計固有の周期が現れるため、結果として前日よりも位相が遅れてしまいます。概日リズムの位相前進域は、CBTminから4〜4.5時間経過する時間帯と考えられています。例えば、ふだん朝6時18分に目覚める人の場合、CBTminは4時頃と推定されます。そのため、この例では朝8時〜8時30分頃までの時間帯が概日リズムの位相前進域にあたり、この時間帯に高照度光に曝露することで概日リズムの位相後退を予防することができるのです。このことから概日リズム睡眠問題に対する支援を進めるときは、休日の朝寝坊についても話し合っておく必要があります。

睡眠・覚醒相のシフトを目的とした睡眠スケジュール法

　睡眠・覚醒相のシフトを目的とした睡眠スケジュール法では、起床時刻を覚醒可能な時刻に、入床時刻を入眠可能な時刻に設定します[4]。夜はスムーズに眠り、朝は比較的スムーズに起きられるように調整していきます。睡眠スケジュール法の導入時には、そのスケジュールを3〜7日間実践してもらい、毎日、同じ時刻に起床できるようになることから始めるとよいでしょう。目標に設定した時刻に起床できるようになったら、3日で30分または1週間で1時間ずつ入床・起床時刻を早めていきます。漸進的に入床・起床時刻を前進させ、要支援者の希望する時刻に起きられるようになるまで手順を繰り返していきます。

　睡眠・覚醒相のシフトにあたり留意すべきことは、体内時計は1週間に1時間しかシフトできないという点です。1週間に1時間より多くシフトさせてしまうと、たとえ概日リズムの位相が前進したとしても睡眠不足に陥り、朝起きられなくなってしまいます。大切なことは「睡眠不足を解消すること」と「体内時計を少しずつ前進させること」です。

　自然覚醒時刻が14時以降の者および睡眠・覚醒相が前進しない者に対して、**時間療法**が用いられる場合があります。これは1日に3時間ずつ入床・起床時刻を遅らせ、睡眠・覚醒相を要支援者の望む時間帯に固定する方法です。概日リズムは24時間よりも長いことから前進させることは困難であっても、後退させることは比較的容易であるということから考案されました。時間療法では、睡眠時間帯を固定するために要支援者に対して昼寝をしないこと、週末を含めて規則

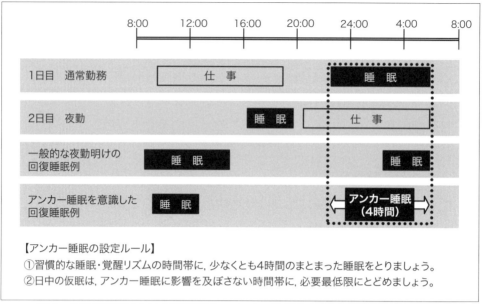

図1 交代勤務者における夜勤明けのアンカー睡眠を意識した回復睡眠の設定例

正しい睡眠スケジュールを保つことが重視されます。長期的には有効な方法ですが，8～10日程度かかるため，実施が難しい場合も少なくありません。

アンカー睡眠の設定

概日リズム睡眠問題の治療では，**アンカー睡眠**を設定することも有用です（**図1**）。アンカー睡眠とは睡眠・覚醒相を固定するために用いられる概念で，24時間のうち，少なくとも4時間は決まった時間帯に睡眠をとることを重視しています。これにより，深部体温のリズム（体内時計のリズム）が安定することが確認されています[5]。交代勤務などの不規則な社会生活を送る者では，習慣的な睡眠‐覚醒リズムの時間帯に4時間のまとまった睡眠がとれるように計画を立て，それをしっかり遵守することが大切です。

起床行動を確立するための工夫

睡眠・覚醒相後退障害患者の多くは希望する起床時刻に目覚まし時計などを用いて覚醒した場合，「睡眠酩酊」と呼ばれる自律神経症状が出現します。これにより，再入眠が起こりやすくなってしまい，なかなか布団から出られないということが起きてきます。そうなると高照度光への曝露のタイミングが失われ，治療効果が乏しくなるため，しっかりと起床行動を確立することが大切です。

具体的な方法として，朝起きてから外出するまでの行動を細分化して共有し，それを行動目標

としながら少しずつ実践してもらうことが重要です。例えば，
① 目覚まし音で目覚めたら布団の中で背伸びをする
② ゆっくり体を起こす
③ 寝床から出てカーテンを開けて，窓から天気を確認する
④ 歯を磨いて顔を洗う
⑤ 朝食の準備をして食事を食べる
⑥ 服を着替えて外出する

という具合に細かい行動に分けて要支援者が自宅で実践することを具体化することが大切です。そして，一緒に行動目標を設定し，起床行動の確立に向けて取り組むことが重要です。

睡眠・覚醒相を後退させないための夜の生活習慣の見直し

　色温度の高い青色波長の光への曝露は中枢時計のリズムに強く影響することが知られています。特に，夜の時間帯での青色光への曝露はメラトニン分泌を抑制するだけでなく，主観的・客観的な覚醒度を高めてしまいます。さらに，光に対する位相反応曲線に基づくと，夜の時間帯での光曝露は位相後退作用もあると考えられます。いま，私たちの生活環境にはブルーライトが溢れているため，夜の時間帯はスマホやパソコンの使用を控えたり，室内照度を下げたりするような工夫が欠かせません。

　睡眠・覚醒相後退障害への支援として，530 nm以下の波長をほぼ100％遮断する**ブルーライトカット眼鏡**の装着も有用です。2週間，夜9時から就寝直前まで毎日装着していれば，テレビやパソコン，スマホを利用したとしても入床時刻やメラトニン分泌開始時刻が1時間以上前進すると報告されています[6]。眼鏡の装着時間こそ長いですが，とても実用的な方法として，今後有力な治療手段になるものと期待されます。

概日リズム睡眠問題の再発予防に向けて

　治療が奏功した後は，概日リズム睡眠問題の再発予防に向けて，睡眠‐覚醒リズムを固定し，適切なタイミングでの高照度光への曝露を継続することが大切です。このとき，要支援者を取り巻く生活環境にも焦点を当て，日中の生活の質を高める活動を強化しながら，要支援者の主体的な取り組みを促していくことが重要になります。

[関連トピック] 第1章第4節，第2章第2節，第3章第1節，第3章第7節

引用文献
1) Campbell, S.S., Murphy, P.J., van den Heuvel, C.J., Roberts, M.L., Stauble, T.N.: Etiology and treatment of intrinsic

circadian rhythm sleep disorders, Sleep Medicine Reviews, Vol.3, No.3, 179-200, 1999.
2) Chesson, Jr. A.L., Littner, M., Davila, D., Anderson, W.M., Grigg-Damberger, M., Hartse, K., Johnson, S., Wise, M., Practice parameters for the use of light therapy in the treatment of sleep disorders. Standards of Practice Committee, American Academy of Sleep Medicine. Sleep, Vol.22, No.5, 641-660, 1999.
3) Czeisler, C.A., Buxton, O.M., The human circadian timing system and sleep-wake regulation, Kryger, M., Roth, T., Dement, W.（eds.）, Principles and Practice of Sleep Medicine（5th edition）, W. B. Saunders Company, 402-419, 2010.
4) 田中 春仁・中島 俊・梶田 梨加・齊木 孝佳・野中 泉美・伊藤 理沙・川嶋 宏行，概日リズム睡眠覚醒障害に対する診断横断的認知行動療法，睡眠医療，8巻，3号，411-417，2014.
5) Minors, D.S., Waterhouse, J.M., Does 'anchor sleep' entrain circadian rhythms? Evidence from constant routine studies, Journal of Physiology, Vol.345, No.1, 451-467, 1983.
6) Esaki, Y., Kitajima, T., Ito, Y., Koike, S., Nakao, Y., Tsuchiya, A., Hirose, M., Iwata, N., Wearing blue light-blocking glasses in the evening advances circadian rhythms in the patients with delayed sleep phase disorders: An open-label trial, Chronobiology International, Vol.33, No.8, 1037-1044, 2016.

第3章第9節

睡眠時随伴症（睡眠中の異常な行動や体験）とその治療ならびに支援

普天間 国博

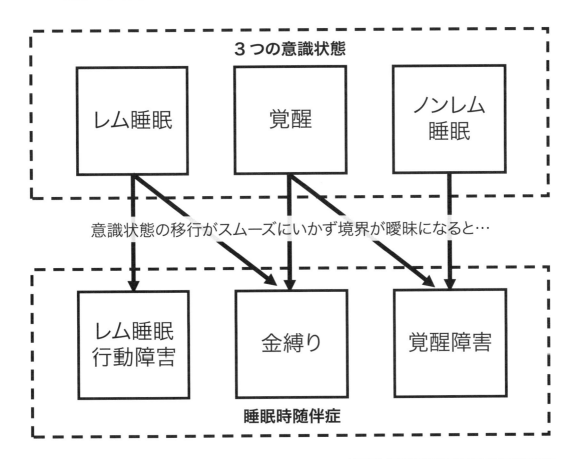

- レム睡眠行動障害や覚醒障害は，せん妄と間違われ見逃されることも多い
- 家庭の中では，睡眠時随伴症の症状で転倒・怪我をしないように寝室環境を調整することが重要
- 睡眠時随伴症が疑われるときには，ビデオ終夜睡眠ポリグラフ検査が行える睡眠専門医療機関へ

表1 意識の異常（意識障害）の分類

1) 意識の量的な異常（単純な意識障害）
   【意識混濁】意識の清明度（明るさ）や覚醒度が低下した状態。
             正常睡眠とは異なり刺激を加えても意識清明に戻らない。
2) 意識の質的な異常（複雑な意識障害）
   【意識狭窄】意識の広がりが狭くなった状態。
   【意識変容】注意が意識野に集中せず意識の方向性が変化した状態。

「せん妄（delirium）」は意識混濁とともに意識狭窄や意識変容を呈する代表的な意識障害です。一方、「睡眠」は睡眠は意識障害ではなく刺激で覚醒する生理的な意識消失です。

はじめに

意識（consciousness）の概念は医学、哲学、心理学、脳科学など様々な学問体系により意味合いが異なります。意識の実態や成り立ちはほとんど解明されておらず、神経細胞のネットワーク構成を模したコンピュータで意識を生み出せるかどうかも不明です。一方、精神医学の世界では「**意識清明**」とは「自己や外界の状況がよくわかっている状態」のことを指します。ヒトの正常な意識状態は「**覚醒**」と「**レム睡眠**」と「**ノンレム睡眠**」という3つの状態に分類することができます。意識の異常（**意識障害**）には①量的な異常（単純な意識障害）と②質的な異常（複雑な意識障害）がありますが、量的な異常は「**意識混濁**」と呼ばれ、意識の清明度（明るさ）や覚醒度が低下した状態を指します。意識の質的な異常には「**意識狭窄**（意識の広がりが狭くなる）」と「**意識変容**（注意が意識野に集中せず意識の方向性が変化）」があります（**表1**に意識障害の分類を示します）。例えば「**せん妄（delirium）**」は意識混濁とともに意識狭窄や意識変容を呈する代表的な意識障害で一時的な錯乱状態となります。ところで夜間の異常行動を呈する疾患はせん妄以外にも様々な睡眠障害があります。ここでは睡眠時随伴症を中心に夜間不穏を呈する睡眠障害について解説します。

睡眠時随伴症とは

睡眠時随伴症（parasomnias：パラソムニア）とは睡眠中や睡眠の前後で出現する望ましくない身体的なイベントの総称です。パラソムニアはノンレム睡眠に関連する「ノンレム関連睡眠時随伴症」とレム睡眠に関連する「レム関連睡眠時随伴症」に大きく分類されます。ノンレム関連睡眠時随伴症の疾患群は「覚醒障害」と呼ばれる寝ぼけのような状態を基盤としつつ複雑な行動を呈します。レム関連睡眠時随伴症には「レム睡眠行動障害」、「反復性孤発性睡眠麻痺」（いわゆる金縛り）、「悪夢障害」などの疾患群が含まれます。これらのパラソムニアの中でも異常行動を呈するレム睡眠行動障害や覚醒障害は「せん妄」と間違われて正確な診断がつかないまま見逃されてしまうこともあるため注意が必要です。米国睡眠医学会の睡眠障害国際分類第3版（international classification of sleep disordrs, third edition：ICSD-3）[1]で定義されているパラソムニ

表2 睡眠時随伴症群の分類

```
A. ノンレム関連睡眠時随伴症群
  1. （ノンレム睡眠からの）覚醒障害群
     ①錯乱性覚醒
     ②睡眠時遊行症
     ③睡眠時驚愕症
  2. 睡眠関連摂食障害
B. レム関連睡眠時随伴症群
  1. レム睡眠行動障害
  2. 反復性孤発性睡眠麻痺
  3. 悪夢障害
C. その他の睡眠時随伴症群
  1. 頭内爆発音症候群
  2. 睡眠関連幻覚
  3. 睡眠時遺尿症
  4. 身体疾患による睡眠時随伴症
  5. 薬剤または物質による睡眠時随伴症
  6. 特定不能な睡眠時随伴症
孤発症状と正常範囲の異型
  1. 寝言
```

アの分類を表2に示します。

（ノンレム睡眠からの）覚醒障害

　ノンレム関連睡眠時随伴症の中で①**錯乱性覚醒**，②**睡眠時遊行症**，③**睡眠時驚愕症**の3つの疾患は「**覚醒障害群**」としてまとめられています。これら3つの覚醒障害は，いわゆる「寝ぼけ」の状態でノンレム睡眠，特に徐波睡眠と呼ばれる深睡眠から突然覚醒した時に生じることがあります。「**睡眠時驚愕症（夜驚）**」はノンレム睡眠から突然，大きな叫び声とともに覚醒するパラソムニアで情動興奮（強い恐怖）や自律神経症状（頻脈・発汗など）などを伴います。「**錯乱性覚醒**」は徐波睡眠から覚醒へのスムーズな移行が障害されて混乱した状態となります。「**睡眠時遊行症**」はいわゆる「**夢遊病**」と呼ばれていたもので，もうろう状態でベッドから離れて徘徊する覚醒障害です[2]。ちなみに20世紀初頭まで「夢遊病」は「現実から夢の世界への逃避行動」とみなされていたようですが，睡眠脳波でレム睡眠が発見され「夢遊病」が夢とは直接関係ないことがわかり，現在では「睡眠時遊行症」が正式名称となっています。

　これらの覚醒障害は小児期に好発しますが，ほとんどが成長するにつれて自然軽快します。3〜13歳までの有病率が17.3％であるのに対して15歳以上では2.9〜4.2％まで減少します[1]。幼少期に覚醒障害が好発するのは徐波睡眠量が多いためだと考えられており，加齢とともに徐波睡眠の割合が低下していくと覚醒障害の頻度も減少するようです。3つの覚醒障害群のパターンは相互に移行したり（例えば錯乱性覚醒から始まって睡眠時遊行症に移行するパターンなど），混合した状態（睡眠時驚愕症と睡眠時遊行症が同時に出現するパターンなど）を呈したりすることも

表3　覚醒障害とその近縁疾患

> 1）（ノンレム睡眠からの）覚醒障害
> 　【睡眠時驚愕症（夜驚）】　叫び声が主体（数秒）。
> 　【錯乱性覚醒（睡眠酩酊）】　混乱状態を呈する。
> 　【睡眠時遊行症（夢遊病）】　もうろう状態で徘徊する。
> 2）覚醒障害の近縁疾患
> 　【睡眠関連摂食障害】　食行動が主体となる。いわゆる「寝ぼけ食い」。
> 　【セクソムニア】　性行動が主体となる。
> 　【睡眠時遺尿症（夜尿）】　排泄行動が主体となる。いわゆる「おねしょ」。

覚醒障害はいわゆる「寝ぼけ」と呼ばれる状態を基盤としながら意識変容を伴った複雑な行動を呈します。

あります。また覚醒障害群は意識障害としての側面も有しており、翌朝にはエピソードのほとんどを覚えていません。覚醒障害のエピソードは徐波睡眠量の多い夜間睡眠の前半で生じやすいことがわかっています。覚醒障害のエピソード中は前頭葉機能が低下し、理性が働かない状態で、本能的あるいは生理的欲求に基づいた行動様式が主体となることがあります。食欲が主体となる場合は「睡眠関連摂食障害（sleep related eating disorder：SRED）」（いわゆる「寝ぼけ食い」）、排泄欲求が主体となるときは「睡眠時遺尿症」（いわゆる「夜尿」）、性欲が主体となるときは「セクソムニア（sexsomnia）」（寝ぼけながら性行動・自慰行動などを行う）と呼ばれる近縁疾患を呈することもあります。覚醒障害とその近縁疾患を**表3**に示します。

レム睡眠行動障害

　レム睡眠行動障害（REM sleep behavior disorder：RBD）ではレム睡眠中に夢体験の内容に沿った言動を呈するパラソムニアです。通常、夢を見ることの多いレム睡眠中は抗重力筋活動が抑制されていて体が動かないようになっています（呼吸筋は働いているため呼吸は止まりません）。私たちが寝言を言ったり、寝返りを打つのはレム睡眠ではなくノンレム睡眠のときです。しかしRBDでは、この生理機能が障害され、レム睡眠中に**筋緊張の抑制されないレム睡眠（REM without atonia：RWA）**が生じ、夢内容の行動化を生じます。闘う夢や襲われる夢などでは「叫ぶ」「殴る」「蹴る」といった激しい言動を生じ、ベッドからの転落や壁に激突するなど、本人やベッドパートナーの怪我の原因となることが多く注意が必要です。RBDのエピソードはレム睡眠中に限定されたもので、ベッドから落ちたり壁にぶつかったりすると疼痛刺激で覚醒することもあります。RBDは50代以降で発症することが多く、しばしばせん妄と間違われます。RBDは覚醒後にすみやかに意識清明となり、直前の夢内容を追想することができる点がせん妄と異なります（せん妄は意識障害なので異常行動のエピソードをほとんど覚えていません）。通常、RBDは睡眠時遊行症のように開眼したまま部屋を出て徘徊することは滅多にありません。しかし稀にRBDとノンレム関連睡眠時随伴症（覚醒障害）の両者を合併することもあり、その場合は「**睡眠時随伴症重複障害（オーバーラップ症候群）**」と呼ばれています。RBDの病変中枢は橋背外側被蓋部を中心とした脳幹部の障害と推定されており、シャイ・ドレーガー症候群やオリーブ橋小

脳萎縮症など脳幹部の障害を伴う神経変性疾患に合併することがあります。特にパーキンソン病やレビー小体型認知症などの一連の神経変性疾患である**αシヌクレイノパチー**では病初期に嗅覚の障害や便秘などの自律神経症状に伴って前駆病変としてRBDを発症することがあります。

その他の睡眠時随伴症

「**悪夢障害**」は反復する不快な夢体験により中途覚醒や精神的苦痛をもたらす睡眠障害です。度重なる悪夢で中途覚醒し，不安・緊張感のため再入眠できないことが多く，日中の疲労感や倦怠感など日常生活に支障をきたします。悪夢障害のエピソードはほとんどがレム睡眠中から生じ，RBDと同様に覚醒時に夢内容を想起できます。悪夢障害は不安や心理的ストレスが原因となることがあり，特に心的外傷後ストレス症患者で多く見られます。

「**反復性孤発性睡眠麻痺**」はいわゆる「金縛り」を繰り返すパラソムニアです。レム睡眠と覚醒が混在した病態と考えられており，エピソード中の意識は保たれているものの随意運動が不能となり，症状は数秒から数分で自然に解消します。通常，呼吸運動は影響を受けず，自発呼吸は保たれていますが，エピソード中は息苦しさを感じることがあります。エピソード中は強い不安や恐怖などの情動興奮や夢体験様の幻覚を伴うことがあります。

「**頭内爆発音症候群（exploding head syndrome：EHS）**」[1] は入眠期，あるいは睡眠から覚醒するときに頭の中で突然大きな音や爆発音が生じるパラソムニアです。爆発音の性状や強弱は様々で，爆発音による突発的な覚醒は，しばしば驚きや恐怖を伴います。このパラソムニアの病態や神経生理学的メカニズムは不明ですが，精神的ストレスとの関連性が指摘されています。EHSの正確な有病率は不明ですが，男性よりも女性に多く発症年齢の中央値は58歳とやや高いようです。EHSの経過は多くの患者では数年で自然軽快することが多いと言われています。

「**睡眠関連幻覚**」は入眠期，あるいは睡眠から覚醒への移行期に出現する幻覚体験を生じるパラソムニアです。EHSが爆発音を伴う聴覚が主体であるのに対して睡眠関連幻覚は視覚的なものが主体となります。一方，睡眠関連幻覚が聴覚や触覚などの幻覚を伴う場合もあれば，EHSで閃光などの視覚症状を伴う場合もあるため鑑別を要します。睡眠関連幻覚と夢体験を区別することは困難なこともありますが，典型的には突然の覚醒に引き続いて幻覚が出現し，これに先立つ夢を想起できないことが多いようです。

睡眠時随伴症が疑われた場合の対応

パラソムニアが疑われるケースでは睡眠専門医療機関の受診を勧めるべきでしょう。睡眠専門医療機関ではビデオ睡眠ポリグラフ検査などを行い，確定診断がつけば，それぞれのパラソムニアごとに対応・治療を行うことが可能です。日本睡眠学会のホームページ[3]では都道府県別に睡眠学会の認定する睡眠専門医療機関のリストを確認することができます。

パラソムニアの患者さんは怪我の予防のために寝室環境の調整（危険物や障害物の除去）が必

要です。小児期に好発する覚醒障害は青年期までに自然軽快することが多いため，薬物療法は行わずに経過を観察することもあります。睡眠不足や不規則な生活が覚醒障害の誘因となることもあるため睡眠衛生を整えつつ規則正しい生活を心掛けるべきでしょう。パラソムニアは遺伝的要因が関与することもありますが，強い心理的ストレスで覚醒障害，RBD，悪夢障害などが生じることもあるため生活環境を整えて負担を軽減させることも重要です。また様々な薬剤による副作用で薬剤性のパラソムニアが生じることもあるため，主治医と治療薬の見直しの相談が必要なケースもあります（参考文献[4]参照）。過度な飲酒も様々なパラソムニアを誘発することがあるため，節酒（可能なら断酒）を心掛けるべきでしょう。また覚醒障害やRBDのエピソード中に患者に触れると患者側が「危害を加えられた」と勘違いして暴力的に反応することがあります。パラソムニアのエピソード中は患者には不用意に触れずに距離を置いて注意深く見守るべきでしょう。

関連トピック　第1章第1節，第1章第2節

引用文献

1) American Academy of Sleep Medicine，日本睡眠学会診断分類委員会（訳），睡眠障害国際分類第3版，ライフ・サイエンス，2018．
2) Derry, C.P., Harvey, A.S., Walker, M.C., Duncan, J.S., Berkovic, S.F., NREM arousal parasomnias and their distinction from nocturnal frontal lobe epilepsy: a video EEG analysis, Sleep, Vol.32, No.12, 1637-1644, 2009.
3) 日本睡眠学会，日本睡眠学会，https://jssr.jp/（2023年11月1日）．
4) 普天間 国博・高江洲 義和，薬剤誘発性の睡眠時随伴症，臨床精神薬理，25巻，10号，1121-1129，2022．

第3章第10節

睡眠関連運動障害（睡眠前や睡眠中に身体が動いてしまう問題）とその治療ならびに支援

山本 隆一郎・田中 春仁

睡眠関連運動障害 = 睡眠中に単純で繰り返される筋肉の収縮・弛緩や就寝後に身体を動かさずにはいられない衝動や不快感により睡眠が妨害される睡眠障害

代表的な睡眠関連運動障害

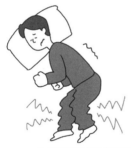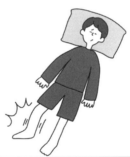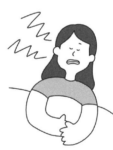

障害名	むずむず脚症候群	周期性四肢運動障害	睡眠関連歯ぎしり
特徴	夕方から就寝時に脚や腕がむずむずする	睡眠中に脚がぴくっとなる	睡眠中に歯をギリギリ・カチカチ噛む
治療	鉄剤 ドパミン作動薬 ガバペンチンエナカルビル クロナゼパム 抑肝散	ドパミン作動薬 クロナゼパム	スプリント療法

- 高頻度で症状が生じ，「睡眠が妨害される・日常生活の支障と関連する」時は専門医へ
- むずむず脚症候群は自覚があるが，その他は自覚がないことも多い
  小児のむずむず脚症候群は，不快感や異常感覚を言葉でうまく伝えられないことも
  → 日頃の行動に注目

睡眠関連運動障害とは？

睡眠関連運動障害とは，睡眠中に単純で繰り返される筋肉の収縮・弛緩や就寝後に身体を動かさずにはいられない衝動や不快感があるために睡眠が妨害されてしまう障害の一群になります。睡眠時随伴症の一部では，複雑で意識はないものの目的を持ったような行動が認められるのに対して，睡眠関連運動障害で認められる運動は単調で繰り返し生じているという特徴があります。

睡眠関連運動障害の代表的なものとして，**むずむず脚症候群**，**周期性四肢運動障害**，**睡眠関連歯ぎしり**があります。対人援助場面でよく出会うこれらについての特徴や関連因子，治療法などに関して解説をします。

「寝床で脚がむずむずして眠れない」むずむず脚症候群とは？

むずむず脚症候群（restless legs syndrome：RLS）とは，**Willis-Ekbom病**とも呼ばれる「就寝時に下肢を動かさずにはいられない衝動を伴うような不快感が生じて寝つきが妨げられる」疾患です。RLSの診断基準における必須診断項目[1]を**表1**に示します。

RLSにおける，むずむず（不快感・異常感覚）は，脚だけに生じるわけではなく，21%–57%の患者さんにおいて腕にも同様の感覚があるとされています[2]。RLSは，一般成人の約3%程度に存在し，女性に多いという特徴があります[3]。

RLSでは，**ドパミン作動薬**を夕食後・就寝前に服用すると症状改善が関連することから，症状の背景にドパミン系神経の機能障害が考えられています。また，鉄欠乏貧血の方にも，RLSが多く認められます。これは鉄がドパミンの生成過程を促進する役割があるためであると考えられています（鉄-ドパミン仮説）[4]。この他，妊娠中であること，腎不全（特に腎透析中であること），パーキンソン病などがRLSの発症と関連することが知られています。RLSと併存する精神疾患として，うつ病やパニック症，全般不安症などが挙げられており[2]，特に近年では注意欠如多動症との併存[5]が注目されています。

小児のRLSの場合，教室で着座している場面や臥床，読書中において症状の始まりや悪化を

表1 むずむず脚症候群の必須診断項目[1,7]

1	脚を動かしたいという強い欲求は不快な下肢の異常感覚に付随する，もしくは不快な下肢の異常感覚により生じる
2	静かに横になったり座ったりしている状態で出現，増悪する
3	歩いたり下肢を伸ばすなどの運動によって運動が続く限り，動かしたいという欲求や下肢の不快感は部分的もしくは完全に改善する
4	動かしたいという欲求や下肢の不快感は日中より夕方・夜間に増強する
5	RLS以外の疾患（筋肉痛，静脈うっ滞，下腿浮腫，関節炎，こむら返り，姿勢による不快感，フットタッピング（いわゆる貧乏ゆすり））の除外

訴えることが少なくありません。教室での子どもの落ち着きのなさの背景には，むずむずの不快感やそれを解消するための運動がある可能性があります。また，注意欠如多動症においてもドパミン系の機能不全が指摘されています。そして，不眠などの睡眠問題と注意欠如多動症の症状は相互に影響しあうことからも，子どもに関わる対人援助職がこれらの知識を知っておき，子どもの落ち着きのない行動の背景にRLSの可能性を疑い，適切に医師に紹介できることは重要であると考えられます。

　RLSの治療では，薬物療法と生活指導を中心とした非薬物療法が行われます。薬物療法では主に以下の5つの薬が使用されます。

- 鉄剤（内服，注射）
- ドパミン作動薬（内服ではプラミペキソール，貼付剤ではロチゴチン）
- ガバペンチンエナカルビル
- クロナゼパム
- 漢方薬（抑肝散）

　まず，血液検査で血清フェリチン値の低下（鉄不足）がある場合には鉄剤の投与が行われます。小児の場合，多くはこれで治療効果があります。ドパミン作動薬は妊娠中の女性には適応が禁忌となっています。ガバペンチンエナカルビルは抗てんかん薬を元に作られたRLS治療薬ですが，重症度の高い腎機能障害患者では適応が禁忌であり，中程度以下の場合でも注意や慎重投与が必要です。下肢の疼痛があるタイプに有用です。

　非薬物療法として，刺激物（カフェインやアルコールの摂取，喫煙）を避けるように生活指導をすることや就寝前の脚のマッサージ，遅寝（眠気を十分に高めてからの就寝）などが有効ではないかと考えられていますが，十分な実証的証拠は不足しているのが現状です。

「睡眠中に脚がぴくぴく動いて目覚めてしまう」周期性四肢運動障害とは？

　周期性四肢運動障害（periodic limb movement disorder：PLMD）とは，睡眠中に主に下肢が周期的にぴくぴく動いてしまうために途中で目が覚めたり，睡眠後の回復感が得られないという疾患です。**周期性四肢運動**（periodic limb movement：PLM）が認められることそれ自体は問題ではなく，それによって睡眠が障害されたり，日中の生活に支障をきたしたりしている場合に周期性四肢運動"障害"として診断されます[6]。

　先のRLSでは，80％ - 90％にPLMが認められることが知られています[6]。しかし，PLMがあることは，RLSがあることを示すわけではありません。また，レム睡眠行動障害やナルコレプシーでもPLMが高頻度に認められます。PLM自体は不眠を併存するさまざまな他の問題（パーキンソン病など）でも認められます。「脚がぴくぴく動いて目が覚めてしまう」という訴えがある場合には，独立した疾患単位としてのPLMDというよりも，他の睡眠障害や疾患が背景に存在している可能性があることに留意をすることが重要です。PLMDの背景病理としては，RLSと同様にドパミン系神経の機能異常が想定されています。治療法も同様で，ドパミン作動薬（プラミ

ペキソール）やクロナゼパムが用いられます[7]。

「睡眠中に歯をギリギリと擦る・カチカチと噛む」睡眠関連歯ぎしりとは？

睡眠関連歯ぎしりとは，睡眠中に歯を食いしばったり，ギリギリと擦ったり，カチカチと噛むことが規則的あるいは頻繁に生じて，歯がすり減ってしまったり，朝に顎の痛みや疲労，頭痛を感じたりするものです[8]。

睡眠中の歯ぎしりそれ自体は，重症でない限り睡眠構造に著しい問題が生じたり，睡眠から覚醒してしまうことは少なく，歯ぎしりをしている自覚のある方も少ないです。同室就寝者からの「歯ぎしりをしていた」という指摘を受け初めて意識する人も少なくありません。睡眠関連歯ぎしりのメカニズムは詳しくわかっていませんが，ストレスや就寝前のカフェイン摂取，喫煙，睡眠関連呼吸障害があることなどが関連因子として指摘されています。睡眠関連歯ぎしりは，幼児に多く，年齢が上がるにつれて少なくなることが知られています。治療としては，歯のすり減りや起床後の顎の痛みを緩和する目的でナイトガードと呼ばれる樹脂製のマウスピースを用いるスプリント療法が推奨されています[9]。

支援の対象者に睡眠関連運動障害が疑われたら？

こちらに示した睡眠関連運動障害以外にも，成人期に稀に認められる睡眠関連下肢こむらがえり（睡眠中に足がつる）や，主に乳児に認められて幼児期までに自然に消失する睡眠関連律動性運動障害（睡眠中に四つん這いになって全身を振ったり，頭や体幹，下肢を大きく動かしたりする），新生児や乳児に認められる乳幼児期の良性睡眠時ミオクローヌス（筋肉の一部がびくっと素早く強く収縮する）などがあります。

睡眠中のこうしたさまざまな単純で繰り返される筋肉の運動や，就寝時の脚のむずむずを経験することそれ自体は，広く認められます。頻度が高くなく，睡眠が妨げられていない場合にはそれほど心配することはありません。小児（特に乳幼児）の場合には，睡眠中にさまざまな運動が認められて保護者が心配することも少なくありませんが，自然に消失することが多いです。症状の経験・出現頻度が高く，症状を呈する本人や同室就寝者の睡眠が妨げられたり，症状に関連して日中の支障があったりする場合には，睡眠専門医療機関（睡眠時歯ぎしりの場合には歯科）に紹介することが重要です。

なお，RLSについては，症状が自覚できることからむずむず症状とそれに伴う入眠困難を訴えることが多いです。ただし，子どもの場合には，不快感や異常感覚を言葉で説明することが難しく，落ち着いていなければならない場面での落ち着きのなさであったり，就寝前に脚をばたつかせたり，下腿を手で擦るといった行動で表現されることがあります。こうしたサインに気づいて保護者や家族に確認し，必要に応じて睡眠専門医療機関紹介することが重要です。

関連トピック　第1章第2節，第2章第5節，第2章第7節

引用文献

1) Allen, R.P., Picchietti, D.L., Garcia-Borreguero, D., Ondo, W.G., Walters, A.S., Winkelman, J.W., Zucconi, M., Ferri, R., Trenkwalder, C., Lee, H.B., International Restless Legs Syndrome Study Group, Restless legs syndrome/Willis-Ekbom disease diagnostic criteria: updated International Restless Legs Syndrome Study Group (IRLSSG) consensus criteria--history, rationale, description, and significance, Sleep Medicine, Vol.15, No.8, 860-873, 2014.
2) American Academy of Sleep Medicine，日本睡眠学会診断分類委員会（訳），睡眠障害国際分類第3版，ライフ・サイエンス，213-219，2018.
3) Broström, A., Alimoradi, Z., Lind, J., Ulander, M., Lundin, F., Pakpour, A., Worldwide estimation of restless legs syndrome: a systematic review and meta-analysis of prevalence in the general adult population, Journal of Sleep Research, Vol.32, No.3, e13783, 2023.
4) Allen, R., Dopamine and iron in the pathophysiology of restless legs syndrome (RLS), Sleep Medicine, Vol.5, No.4, 385-391, 2004.
5) Migueis, D.P., Lopes, M.C., Casella, E., Soares, P.V., Soster, L., Spruyt, K., Attention deficit hyperactivity disorder and restless leg syndrome across the lifespan: A systematic review and meta-analysis, Sleep Medicine Reviews, Vol.69, 101770, 2023.
6) American Academy of Sleep Medicine，日本睡眠学会診断分類委員会（訳），睡眠障害国際分類第3版，ライフ・サイエンス，220-225，2018.
7) 鈴木 圭輔・宮本 雅之・平田 幸一，2. 高齢者の睡眠関連運動障害，日本老年医学会雑誌，54巻，3号，329-334，2017.
8) American Academy of Sleep Medicine，日本睡眠学会診断分類委員会（訳），睡眠障害国際分類第3版，ライフ・サイエンス，229-234，2018.
9) 公益社団法人日本補綴歯科学会診療ガイドライン委員会（編），ブラキシズムの診療ガイドライン睡眠時ブラキシズムの治療（管理）について，公益社団法人日本補綴歯科学会，2021，https://hotetsu.com/files/files_540.pdf（2023年11月1日）．

索 引

あ行

アクチグラフ　38, 138, 142
悪夢障害　148, 149, 151, 152
アルツハイマー病　70, 72, 138
αシヌクレイノパチー　151
アンカー睡眠　144
アンフェタミン　20
意識（consciousness）　148
意識狭窄　148
意識混濁　148
意識障害　65, 148, 150
意識清明　148, 150
意識変容　65, 148, 150
胃食道逆流　70, 72
位相反応　25
　──曲線　25, 145
うつ病　6, 7, 61, 76, 77, 78, 94, 106, 116, 121～123, 130, 136, 154
親時計　24
オレキシン　19, 20, 92, 104, 106～108, 124, 125
オレキシン受容体拮抗薬　19, 20, 104, 106～108

か行

概日リズム（サーカディアン・リズム）　24, 26, 52, 54, 60, 66, 77, 90, 92～95, 106, 120, 125, 135～145
概日リズム睡眠・覚醒障害　77, 92～94, 125
覚醒維持検査（maintenance of wakefulness test：MWT）　39
覚醒障害　vii, 77, 90, 92, 94, 125, 147, 150, 152
覚醒中枢　18～20
ガバペンチンエナカルビル　155
過眠　4, 7, 51, 55, 56, 61, 66, 70, 72, 76, 90, 92, 94, 95, 119～122, 124～126, 129～133
ガラニン　18
γ-アミノ酪酸（gamma-aminobutyric acid：GABA）　18, 104
気管支喘息　70, 73
キャンピングアウト法　48
虚血性心疾患　70, 72, 123
筋緊張の抑制されないレム睡眠（REM without atonia：RWA）　150
クロミプラミン　125
限局性学習症（specific learning disorder：SLD）　82
高血圧　6, 70, 71, 78, 123
甲状腺機能低下症　70, 71, 125
高照度光療法　77, 142
交代勤務　121, 138～140, 144
行動性不眠症　47
抗ヒスタミン薬　20, 104, 106
子時計　24
混合型　47, 65

さ行

最低深部体温時刻　141, 143
錯乱性覚醒　149, 150
ジェットラグ　139
刺激制御法　84, 113, 115
視交叉上核　19, 24, 26
持続陽圧呼吸療法（continuous positive airway pressure：CPAP）　16, 61, 71, 78, 91, 124
自動症　124, 131
自閉スペクトラム症（autism spectrum disorder：ASD）　82
嗜眠性脳炎　18
社会的時差ぼけ　51～53
周期性四肢運動（periodic limb movement：PLM）　16, 70, 121, 125, 154, 155
周期性四肢運動障害（periodic limb movement disorder：PLMD）　16, 121, 125, 154, 155
就寝前のルーティン　47
修正なしの消去法　48
消去法　47, 48
上行性覚醒系　18
上行性網様体賦活系　18
情動脱力発作　56, 92, 124, 125
常用量依存　107
徐波睡眠　57, 59, 64, 149, 150
神経発達症（neurodevelopmental disorders）　82
心的外傷後ストレス障害（posttraumatic stress disorder：PTSD）　61, 77
心不全　70～72, 123
心房細動　70～72, 123
推奨睡眠時間　30, 31, 46, 58
睡眠衛生　47, 67, 83, 84, 97, 100, 114, 121, 132, 138, 152
　──教育　67

──法　47, 83, 84
睡眠・覚醒相後退障害（delayed sleep-wake phase disorder：DSWPD）　51, 55, 56, 82, 105, 120, 143〜145
睡眠‐覚醒リズム　26, 27, 46, 59, 72, 77, 93, 105, 122, 130, 142
睡眠関連運動障害　4, 153, 154, 156
睡眠関連下肢こむらがえり　156
睡眠関連幻覚　149, 151
睡眠関連摂食障害（sleep related eating disorder：SRED）　10, 105, 149, 150
睡眠関連歯ぎしり　154, 156
睡眠関連律動性運動障害　156
睡眠休養感　38, 65
睡眠教育　51, 53〜55
睡眠経過図　15
睡眠健康　30, 53
睡眠効率　10, 15, 16, 32, 64, 65, 116
睡眠時遺尿症　149, 150
睡眠時間　5〜7, 10, 11, 14〜16, 30〜33, 36, 39, 45〜49, 52, 53, 55〜59, 64, 65, 77, 84, 105, 114, 116, 119〜122, 125, 126, 130, 131, 133, 138, 139, 142, 143
睡眠時驚愕症　10, 90, 93, 149, 150
睡眠時随伴症（parasomnias：パラソムニア）　4, 10, 93, 95, 147〜151, 154
睡眠時随伴症重複障害（オーバーラップ症候群）　150
睡眠時無呼吸　4, 5, 7, 16, 45, 57, 59〜61, 66, 69, 70, 72, 73, 78, 89〜92, 94, 95, 119〜121, 123, 124
睡眠時遊行症　10, 90, 105, 149, 150
睡眠障害国際分類第3版　60, 98, 148
睡眠制限法　77, 113, 116
睡眠相後退　85, 90, 93, 94, 135, 136
睡眠相前進　93, 135, 138
睡眠段階　9〜11, 14, 15
睡眠中枢　18, 19
睡眠日誌　35〜38, 59, 83, 92, 93, 113, 130, 132, 138, 142, 143
睡眠のよしあし　29, 30, 33
睡眠負債　16, 51〜53, 55, 119, 121, 122
睡眠不足　5〜7, 16, 32, 39, 46, 52, 55, 60, 70, 92, 94, 95, 99, 111, 116, 120〜122, 125, 133, 143, 152
睡眠不足症候群　92, 120〜122, 125, 133
睡眠発作　19, 121, 124
睡眠ポリグラフ検査（polysomnography：PSG）　10, 60, 83, 124
睡眠麻痺　92, 124, 148, 149
スプリント療法　156
3 Ps（スリーピーズ）モデル　112
全般不安症　61
制限設定型　47

精神疾患の診断・統計マニュアル第5版（diagnostic and statistical manual of mental disorders, fifth edition：DSM-5）　60
セロトニン　18
せん妄（delirium）　148
双極症　61, 75〜78, 136
総就床時間　14, 15
総睡眠時間　15

た行

体内時計（生物時計）　17, 19, 23〜27, 31〜33, 52, 53, 84, 120, 136, 138, 143, 144
段階的消去法　48
鎮静系抗うつ薬　104, 106
知的能力障害（intellectual disability：ID）　82
注意欠如多動症（attention-deficit/hyperactivity disorder：ADHD）　7, 82, 91, 136, 154, 155
中枢性睡眠時無呼吸　70, 72, 92, 123
中途覚醒　4, 5, 10, 15, 38, 57, 59〜61, 64〜66, 76〜78, 98, 100, 105, 106, 116, 123, 130, 142, 151
──時間　10, 15, 98, 142
鉄欠乏貧血　154
鉄‐ドパミン仮説　154
てんかん　70, 72, 124, 155
統合失調症　61, 76, 78, 123
同調　24〜26, 77, 136, 138, 142, 143
同調因子　24
頭内爆発音症候群　149, 151
時計遺伝子　24
特発性過眠症　7, 51, 55, 56, 92, 119, 121, 126, 129〜133
ドパミン　18, 20, 70〜73, 78, 154, 155
ドパミン作動薬　154, 155

な行

ナルコレプシー　4, 19, 39, 51, 55, 56, 90, 92, 94, 95, 119, 121, 122, 124〜126, 129〜133, 155
Ⅱ型糖尿病　70, 71, 123
日中の機能低下　98, 99
入眠関連型　47
入眠時幻覚　92, 124
入眠潜時（睡眠潜時）　15, 16
乳幼児期の良性睡眠時ミオクローヌス　156
妊娠　70, 71, 154, 155
認知的介入法　114
寝酒　100
ノルアドレナリン　18
ノンレム睡眠　4, 9, 93, 148〜150

は行

パーキンソン病　66, 70, 72, 93, 138, 151, 154, 155

パラソムニア　93, 148〜152
反跳性不眠　107, 108
反復睡眠潜時検査（multiple sleep latency test：MSLT）　35, 39, 120
反復性孤発性睡眠麻痺　148, 149, 151
ヒスタミン　18, 20, 106
ヒト白血球型抗原（human leukocyte antigen：HLA）　125
非24時間　93, 135, 138
ヒポクレチン　19
肥満　6, 57, 70, 71
昼寝　32, 46, 47, 65〜67, 95, 100, 112, 115, 143
不安症　6, 61, 77, 78, 99, 154
不規則　11, 26, 33, 39, 65, 66, 71, 93, 121, 135, 138, 144, 152
不眠　98
不眠症　4〜6, 16, 36, 47, 59〜61, 65, 76〜79, 82, 83, 90〜92, 98〜100, 104〜107, 112〜116, 136, 142
不眠に対する認知行動療法（cognitive behavioral therapy for insomnia：CBT-I）　16, 61, 67, 76, 112
フリップフロップモデル　18〜20
ブルーライトカット眼鏡　145
ペアレント・トレーニング　84
閉塞性睡眠時無呼吸　48, 59, 60, 66, 69, 70, 73, 78, 92, 120, 121, 123
ペモリン　126
ベンゾジアゼピン（benzodiazepine：BZ）　19, 20, 66, 73, 78, 85, 104
ベンゾジアゼピン受容体作動薬（BZ受容体作動薬）　19, 20, 78, 104, 105, 107
ポスト・ランチ・ディップ　26

ま行

慢性閉塞性肺疾患　70, 73
無呼吸低呼吸指数（apnea-hypopnea index：AHI）　15, 16, 60, 71, 124
むずむず脚症候群（restless legs syndrome：RLS）　16, 45, 48, 70, 71, 78, 81, 82, 90, 91, 95, 153, 154
夢遊病　149, 150

メチルフェニデート　125
めまい　70, 73, 126
メラトニン　26, 81, 85, 104〜108, 145
メラトニン受容体作動薬　104, 105, 107, 108
モダフィニル　20, 125, 126

や・ら行

夜間頻尿　66, 70, 72
夜驚　49, 149, 150
夜尿　49, 94, 150
よい睡眠　29〜31, 33
夜泣き　45, 47, 48
リラクセーション法　113, 115
レビー小体型認知症　66, 70, 72, 93, 151
レプチン　19
レム（rapid eye movement：REM）睡眠　4, 6, 9, 10, 15, 39, 64, 66, 72, 90, 93, 125, 126, 147〜151, 155
レム睡眠行動障害（REM sleep behavior disorder：RBD）　10, 36, 66, 72, 90, 93, 147〜150, 155

アルファベット

AHI　→ 無呼吸低呼吸指数

BZ受容体作動薬　→ ベンゾジアゼピン受容体作動薬（BZ受容体作動薬）

COMISA（comorbid insomnia and sleep apnea）　60

stage N1　10〜12
stage N2　10, 11, 13
stage N3　10, 11, 13
stage R　11, 14, 15

Willis-Ekbom病　154

編著者

山本隆一郎（やまもと　りゅういちろう）
2010年　早稲田大学大学院人間科学研究科修了
現　職　江戸川大学社会学部人間心理学科教授，江戸川大学心理相談センターセンター長，江戸川大学睡眠研究所併任教員
資　格　公認心理師・臨床心理士
著訳書　心理学と睡眠：睡眠研究へのいざない（共編著，金子書房），毎日しっかり眠って成績を伸ばす合格睡眠（共編著，学研プラス），睡眠学第2版（分担執筆，朝倉書店）他
担当章・節　第0章，第1章第3節，第1章第4節，第3章第10節

坂田昌嗣（さかた　まさつぐ）
2021年　京都大学大学院医学研究科中退
2023年　京都大学博士（医学）
現　職　名古屋市立大学大学院医学研究科こころの発達医学寄附講座講師
資　格　臨床心理士・公認心理師・日本認知行動療法学会認定認知行動療法スーパーバイザー®
著訳書　不眠症の認知行動療法：治療者向けマニュアル（訳，日本評論社），睡眠障害の認知行動療法：行動睡眠医学への招待（共訳，風間書房）
担当節　第1章第1節，第2章第3節，第3章第1節

中島　俊（なかじま　しゅん）
2014年　東京医科大学大学院医学研究科修了
現　職　筑波大学国際統合睡眠医科学研究機構（WPI-IIIS）准教授
資　格　公認心理師・臨床心理士
著訳書　入職1年目から現場で活かせる！こころが動く医療コミュニケーション読本（単著，医学書院）
担当節　第2章第7節

田中春仁（たなか　はるひと）
1986年　岐阜大学医学部医学科卒業
現　職　岐阜メイツ睡眠クリニック院長
　　　　医療法人社団三遠メディメイツ理事，睡眠医療部長
　　　　筑波大学国際統合睡眠医科学研究機構客員研究員
　　　　中央大学人文科学研究所客員研究員
資　格　医師・公認心理師
著訳書　内科医が診る不眠症（分担執筆，日本医事新報社），外来精神科シリーズ 睡眠障害（分担執筆，中山書店），睡眠時無呼吸症（分担執筆，朝倉書店），睡眠学（分担執筆，朝倉書店），不眠症に対する認知行動療法マニュアル（分担執筆，金剛出版）
担当節　第1章第2節，第1章第3節，第2章第5節，第3章第5節，第3章第10節

著　者（50音順）

稲田尚子（いなだ　なおこ）
2007年　九州大学人間環境学府人間共生システム専攻心理臨床学コース博士後期課程単位取得退学
現　職　大正大学臨床心理学部臨床心理学科准教授
資　格　公認心理師・臨床心理士・臨床発達心理士・認定行動分析士
著訳書　これからの現場で役立つ臨床心理検査【解説編】（分担執筆，金子書房），これからの現場で役立つ臨床心理検査【事例編】（分担執筆，金子書房），ADHDタイプの大人のための時間管理ワークブック（共著，星和書店）など
担当節　第2章第7節

井上真里（いのうえ　まり）
2024年　北里大学大学院医療系研究科修了
現　職　国立精神・神経医療研究センター認知行動療法センターリサーチフェロー
資　格　臨床心理士・公認心理師
担当節　第2章第1節

大井瞳（おおい　ひとみ）
2020年　筑波大学大学院人間総合科学研究科修了
現　職　人間環境大学総合心理学部講師
資　格　公認心理師・臨床心理士
著訳書　不安へのエクスポージャー療法：原則と実践（共訳，創元社）
担当節　第3章第7節

尾崎章子（おざき　あきこ）
1998年　東京医科歯科大学大学院医学系研究科修了
現　職　東北大学大学院医学系研究科 老年・在宅看護学分野教授
資　格　看護師・保健師
著訳書　不眠の医療と心理援助──認知行動療法の理論と実践（分担執筆，金剛出版），睡眠公衆衛生学（分担執筆，日本公衆衛生協会），高齢者のナイトケア（分担執筆，日本看護協会），睡眠学第2版（分担執筆，朝倉書店）他
担当節　第2章第4節

田村典久（たむら　のりひさ）
2014年　広島国際大学大学院心理科学研究科修了
現　職　広島大学大学院人間社会科学研究科准教授
　　　　広島大学 脳・こころ・感性科学研究センター准教授
資　格　公認心理師・臨床心理士
著訳書　睡眠障害に対する認知行動療法──行動睡眠医学的アプローチへの招待（共訳，風間書房），不眠症治療のパラダイムシフト──ライフスタイル改善と効果的な薬物療法（分担執筆，医療ジャーナル社），使う使える臨床心理学（分担執筆，弘文堂），子どもの睡眠ガイドブック──眠りの発達と睡眠障害の理解（分担執筆，朝倉書店），健康・医療・福祉のための睡眠検定ハンドブック Up to date（分担執筆，全日本病院出版会），睡眠環境学入門（分担執筆，全日本病院出版会）他
担当節　第2章第2節，第3章第8節

野間紘久（のま　ひろく）
2022年　広島大学大学院人間社会科学研究科修了
現　職　筑波大学人間総合科学学術院 日本学術振興会特別研究員 DC1
資　格　公認心理師・臨床心理士
担当節　第3章第4節

羽澄　恵（はずみ　めぐみ）
2017年　東京大学大学院教育学研究科修了
現　職　国立精神・神経医療研究センター公共精神健康医療研究部／睡眠・覚醒障害研究部常勤研究員
資　格　公認心理師・臨床心理士
担当章　第1章第6節，第3章第6節

原真太郎（はら　しんたろう）
2020年　早稲田大学大学院人間科学研究科修了
現　職　上越教育大学大学院学校教育研究科発達支援・心理臨床教育学系講師
資　格　公認心理師・臨床心理士
著訳書　心理学と睡眠「睡眠研究」へのいざない（分担執筆，金子書房），毎日しっかり眠って成績を伸ばす合格睡眠（分担執筆，学研プラス）他
担当節　第1章第5節，第3章第2節

普天間国博（ふてんま　くにひろ）
2008年　琉球大学医学部医学科卒業
現　職　琉球大学病院精神科神経科講師
資　格　医師・精神保健指定医
著訳書　睡眠学の百科事典（分担執筆，丸善出版），睡眠薬・抗不安薬のエキスパートコンセンサス（分担執筆，新興医学出版社），精神医学テキスト（分担執筆，南江堂），睡眠検定ハンドブック up to date（分担執筆，全日本病院出版会），今日の治療指針・2021年度版（分担執筆，医学書院）
担当節　第3章第9節

松井健太郎（まつい　けんたろう）
2009年　東北大学医学部卒
現　職　国立精神・神経医療研究センター病院臨床検査部医長
資　格　医師
著訳書　カプラン臨床精神医学テキスト：DSM-5診断基準の臨床への展開（共訳，メディカル・サイエンス・インターナショナル），医療者のためのChatGPT：実践可能なユースケースがたくさん！：面倒な事務作業，自己学習，研究・論文作成にも！（共著，新興医学出版社），眠りのメェ〜探偵：睡眠薬の使い方がよくわかる（単著，金芳堂）他
担当節　第2章第6節，第3章第3節

山本浩彰（やまもと　ひろあき）
2003年　名古屋大学医学部保健学科卒業
現　職　岐阜メイツ睡眠クリニック
　　　　医療法人社団三遠メディメイツ睡眠医療部学術課長
資　格　臨床検査技師・米国睡眠検査認定睡眠技士 RPSGT
担当節　第1章第2節

対人援助職に知ってほしい睡眠の基礎知識
―支援が変わる眠りのミカタ―
ISBN978-4-7533-1245-0

編著者
山本隆一郎
坂田　昌嗣
中島　俊
田中　春仁

2024年9月3日　第1刷発行

印刷・製本　（株）太平印刷社

発行所　（株）岩崎学術出版社　〒101-0062 東京都千代田区神田駿河台3-6-1
発行者　杉田　啓三
電話03（5577）6817　FAX 03（5577）6837
©2024　岩崎学術出版社
乱丁・落丁本はおとりかえいたします　検印省略

不安・心配と上手につきあうためのワークブック
D・A・クラーク／A・T・ベック著　大野裕監訳
不安症対策の定番書の第2版

うつ病の反すう焦点化認知行動療法
E・R・ワトキンス著　大野裕監訳
患者の情報処理スタイルに変容をもたらす治療マニュアル

自殺対策の認知療法──エビデンスと症例に基づく臨床実践
A・ウェンツェル／G・K・ブラウン／A・T・ベック著　大野裕監訳
自殺行動の科学的理解と実際の治療の決定版

ベックの統合失調症の認知療法
A・T・ベックほか著　大野裕監訳
理解と治療と研究の現代的到達点

体験的スキーマ療法
J・M・ファレル／I・ショウ著　伊藤絵美／吉村由未監訳
〈実践から内省への自己プログラム〉ワークブック

体験的CBT
J・ベネット-レヴィほか著　佐々木淳監訳
〈実践から内省への自己プログラム〉ワークブック

体験的コンパッション・フォーカスト・セラピー
R・L・コルツほか著　浅野憲一監訳
〈実践から内省への自己プログラム〉ワークブック

不登校の認知行動療法　保護者向けワークブック
C・A・カーニー／A・M・アルバーノ著　佐藤容子／佐藤寛監訳
不登校を理解し具体的に解決する保護者のためのワークブック

不登校の認知行動療法　セラピストマニュアル
C・A・カーニー／A・M・アルバーノ著　佐藤容子／佐藤寛監訳
不登校の子どもを援助する新しいスタンダード